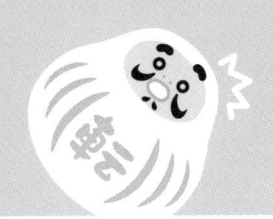
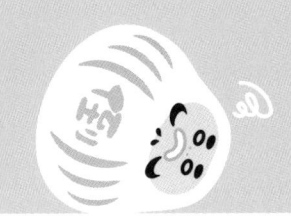
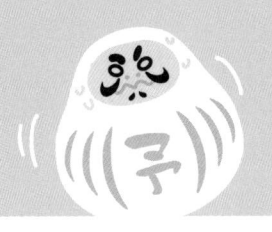

多職種で取り組む

転倒予防 チームは

こう作る！

[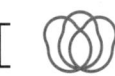 日本転倒予防学会 監修]

編著　武藤　芳照（日体大総合研究所所長・日本転倒予防学会理事長）
　　　鈴木　みずえ（浜松医科大学臨床看護学講座教授・日本転倒予防学会副理事長）
　　　饗場　郁子（国立病院機構東名古屋病院神経内科 リハビリテーション部長）

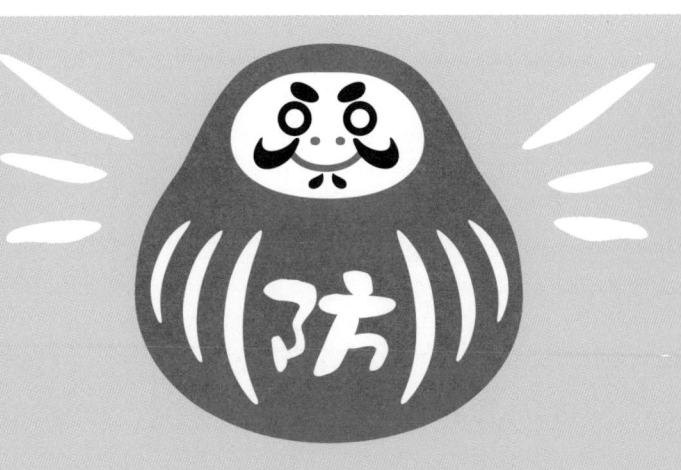

株式会社 新興医学出版社

Tip for establishment of Multidisciplinary Fall Prevention team

Supervised by

The Japanese Society for Fall Prevention

©First edition, 2016 published by

SHINKOH IGAKU SHUPPAN CO., LTD., TOKYO.

Printed & bound in Japan

編集・執筆者一覧

 **編集**

武藤 芳照	日体大総合研究所 所長・日本転倒予防学会 理事長
鈴木 みずえ	浜松医科大学臨床看護学講座 教授・日本転倒予防学会 副理事長
饗場 郁子	国立病院機構東名古屋病院神経内科 リハビリテーション部長

執筆者（執筆順）

武藤 芳照	日体大総合研究所 所長・日本転倒予防学会 理事長
金子 えり子	日体大総合研究所
太田(福島)美穂	fクリニックさっぽろ 副院長
奥泉 宏康	長野県東御市立みまき温泉診療所 所長
小松 泰喜	日本大学スポーツ科学部 教授
鈴木 みずえ	浜松医科大学臨床看護学講座 教授・日本転倒予防学会 副理事長
饗場 郁子	国立病院機構東名古屋病院神経内科 リハビリテーション部長
金子 真理子	国立病院機構東名古屋病院整形外科
奥村 秀則	国立病院機構東名古屋病院歯科口腔外科
佐藤 晶子	社会福祉法人聖隷福祉事業団総合病院聖隷三方原病院看護部 課長・老人看護専門看護師
梅原 里実	高﨑健康福祉大学看護実践開発センター 認定看護師教育課程専任教員
上内 哲男	JCHO東京山手メディカルセンターリハビリテーション部 副理学療法士長
大谷 道輝	東京逓信病院薬剤部 副薬剤部長
岡田 真平	公益財団法人身体教育医学研究所 所長・健康運動指導士
北湯口 純	島根県雲南市立身体教育医学研究所うんなん 主任研究員・健康運動指導士
半田 秀一	長野県東御市立みまき温泉診療所 理学療法士・健康運動指導士
高橋 典子	島根県雲南市健康福祉部健康推進課 保健師
吾郷 千歳	島根県雲南市立身体教育医学研究所うんなん 健康運動指導士
川上 喜美代	国立病院機構東名古屋病院医療安全管理室
山之内 香帆	国立病院機構東名古屋病院看護部 看護師
安藤 悦子	国立研究開発法人国立長寿医療研究センター医療安全推進部 医療安全管理者
徳田 治彦	国立研究開発法人国立長寿医療研究センター臨床検査部 部長
渡邊 潤子	国立病院機構名古屋医療センターリハビリテーション科 室長・理学療法士長
見野 孝子	株式会社LCウェルネス 代表取締役 介護福祉士
徳増 知子	株式会社LCウェルネス 専務取締役 介護福祉士・社会福祉士
笠井 明美	介護付有料老人ホーム愛広苑壱番館 理学療法士・介護支援専門員
今村 徹	新潟医療福祉大学大学院医療福祉学研究科保健学専攻言語聴覚学分野 教授
佐藤 美知	岩手県介護老人保健施設北上きぼう苑 理学療法士
及川 智司	岩手県介護老人保健施設北上きぼう苑 介護福祉士

鈴木 智之　　岩手県介護老人保健施設北上きぼう苑 施設長

高杉 紳一郎　　佐賀整肢学園こども発達医療センター 副院長

松田 直美　　国立病院機構東名古屋病院リハビリテーション科 理学療法士

髙松 泰行　　国立病院機構東名古屋病院リハビリテーション科 理学療法士

甲斐 美和子　　日本転倒予防学会事務局 事務局長

髙橋 いずみ　　日本転倒予防学会事務局

村井 敦子　　国立病院機構東名古屋病院看護部 看護師

竹内 彩桂　　国立病院機構東名古屋病院看護部 看護師

山本 智章　　新潟リハビリテーション病院 院長

JCOPY 88002-767

序　文

　「天の時は地の利に如かず、地の利は人の和に如かず」（孟子）とされる。それぞれの分野・領域での大きな事業や重要な活動・業務を進めるに当たって、この「天地人」が必要であることは、古来様々な場面で語られてきた。「人の和」は「人の縁」と読み替えてもよいかもしれない。

　書籍の企画・構成・編集・発刊に至る一連の営みも同じである。よいタイミングがあり、適切な場の設定がなされ、恵まれた人の縁が重なることにより、新しいテーマと形・内容の書籍の企画が成立する。
　2015年11月27日（金）の名古屋。第33回日本神経治療学会総会（会長：祖父江元 名古屋大学特任教授）のメディカル・スタッフシンポジウム「神経疾患患者の転倒を予防するために　〜チームで取り組む転倒予防〜」が行われた。その夜、司会・シンポジストの4名、武藤、鈴木、饗場、および渡邊潤子さんでの懇談会となった。
　晩秋の宵、名古屋コーチン料理に舌鼓を打ちつつ、種々話題は広がりかつ深まり、本書の企画の構想が生まれた。
　終わったばかりのシンポジウムの内容を骨格にして、「多職種」をキーワードとして、「転倒予防チーム」のこれまでとこれからを様々な立場から、幅広い視点で捉えてまとめることとなった。
　出版社への依頼・調整は武藤が担当し、雑誌『Modern Physician（モダンフィジシャン）』の特集「転倒予防 ―これまでとこれから―」（2014年10月号，Vol.34 No.10）を仕上げるまでの手際のよさと丁寧さが印象的だった新興医学出版社 林峰子社長に連絡したところ、快諾を得、即決で企画・製作が固まった。
　めざすは、同じ名古屋の地で開催される2017年10月2日（日）の日本転倒予防学会第3回学術集会（会長：原田敦 国立長寿医療研究センター病院長）までに刊行することであった。以後の目次と執筆者の確定、執筆依頼から原稿の回収・整理、校正、完成に至るまでの一連の製作作業そのものが、「多職種連携」であり、「チームの力」であった。
　短期間に、質を担保しつつ膨大な量の編集・構成作業をしていただいた林社長と、同社の中方欣美さんに厚く御礼申し上げる。
　本書が、転倒予防にかかわっている多彩な職種・専門スタッフの方々に役立つことを願うと共に、本書を通して、また新たな縁が生まれ、広がることを希望している。

　2016年9月吉日

編著　武藤　芳照

鈴木 みずえ

饗場　郁子

CONTENTS

本文イラスト／下山まどか

1章

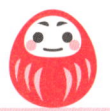

多職種と多職種連携

1 多職種連携による転倒予防チームが求められる背景

日体大総合研究所 **武藤 芳照**
同 **金子 えり子**
fクリニックさっぽろ **太田（福島）美穂**

Point

- 転倒予防は、超高齢社会のわが国のきわめて重要な社会的課題の1つである。
- 転倒要因は数多く、多様である。
- 転倒の内的要因としては、加齢、病気（服用薬剤の作用・副作用をも含む）、運動不足の三者が重要である。
- 転倒事故の分析にあたっては、4つの要因（①個の要因、②方法の要因、③環境の要因、④管理・運営の要因）に分けて検討する。
- 転倒予防チームにより多くの職種がかかわるほど、より効果的な予防対策に結びつく。

 ## 転倒予防の社会的意義

　日本人の平均寿命は、戦後着実に伸び続け、今や男80.50歳、女86.33歳（2014年）となり、世界トップクラスの長寿国となった。それと共に、老年人口も増え、高齢化率は26.7%（2015年）と推計されており、「超高齢社会」（老人人口比が21%を超える）となった。わが国の高齢化の特徴は、高齢化率が高いことに加えて高齢化（高齢化社会→高齢社会→超高齢社会）の進展が急速であるこ

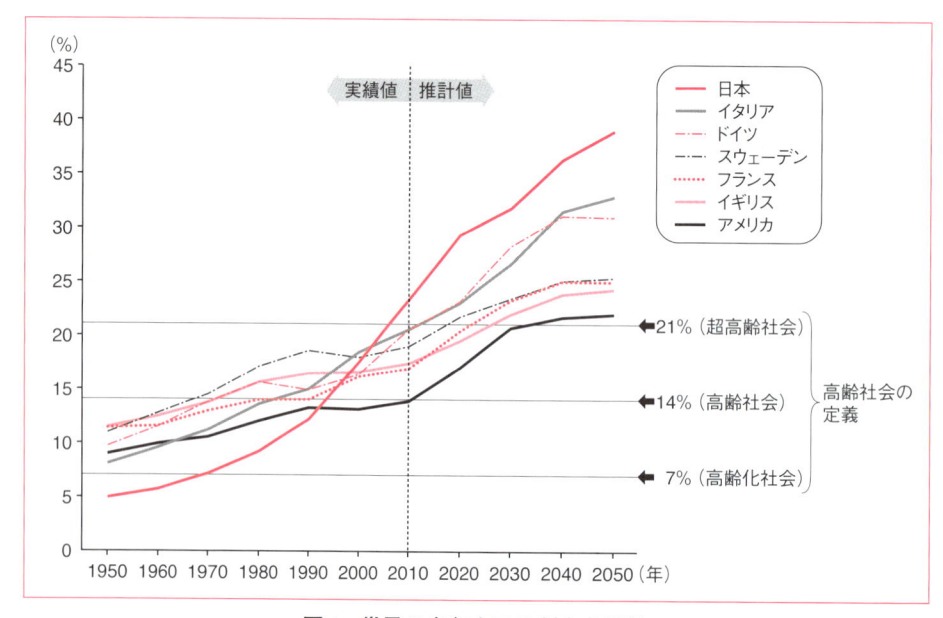

図1　世界の老年人口の割合の推移

（資料：UN, World Population Prospects／日本は総務省統計局「国勢調査報告」／国立社会保障・人口問題研究所「日本の将来推計人口」／医療情報科学研究所 編：公衆衛生がみえる．メディックメディア，東京，2014[1]より引用）

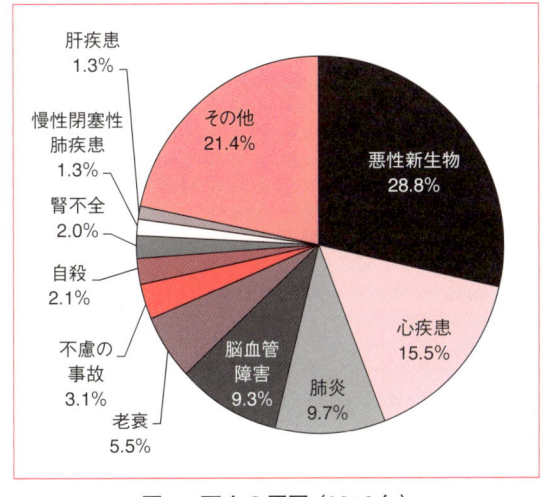

図2　死亡の原因（2013年）

（厚生労働省：平成25年（2013）人口動態統計（確定数）の概況より）

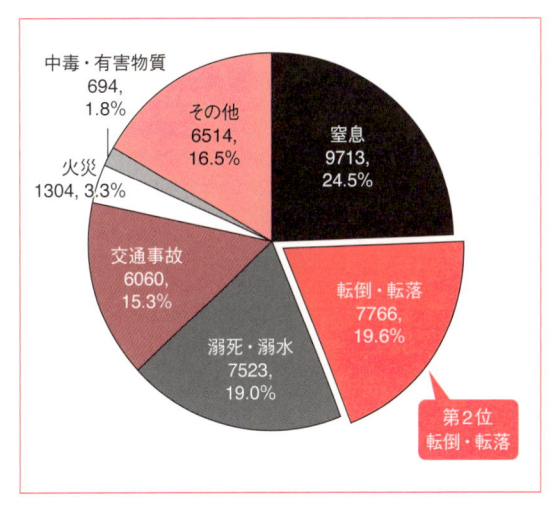

図3　不慮の事故死の内訳（2013年）

（厚生労働省：平成25年（2013）人口動態統計（確定数）の概況より）

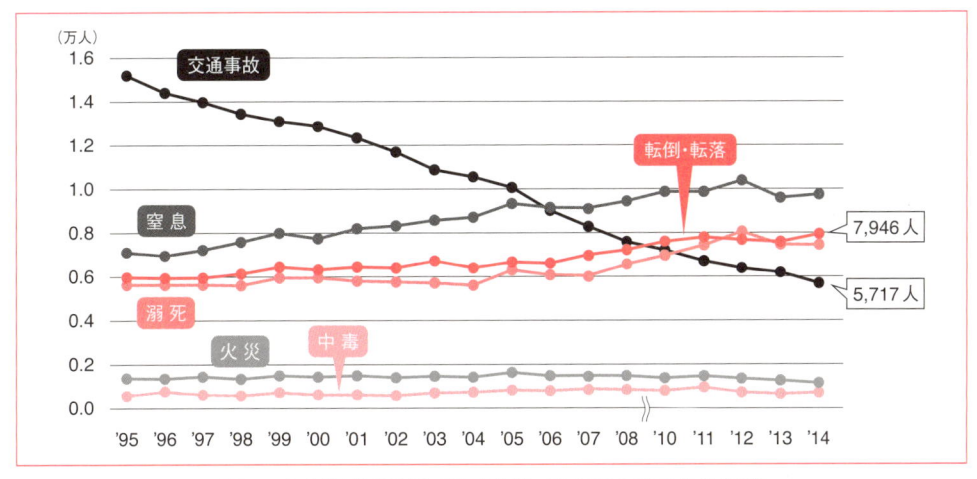

図4　主な不慮の事故の種類別に見た死亡数の年次推移

（厚生労働省：平成26（2014）年人口動態統計より）

とが挙げられる（図1）[1]。

　高齢化が進展すればするほど、高齢者にかかわる社会的課題は増大する。そのうちの重要な課題の1つが、転倒予防である。

　わが国の死因順位を見ると、第1位悪性新生物、第2位心疾患、第3位肺炎、第4位脳血管障害、第5位老衰に次いで第6位が不慮の事故である（図2）[2]。不慮の事故死の原因は、第1位窒息、第2位転倒・転落、第3位溺死・溺水、第4位交通事故の順位である（図3）。

　交通事故死は、かつては年間15,000件あまりで

あったが、法律の改正、全国の地域社会全体での交通安全キャンペーンの拡充、学校での交通安全教育の普及等、社会全体での対策を継続した結果、約20年の間に、年間5,700件にまで減少した。

　一方、転倒・転落数はこの20年で、特段の増加現象が見られるわけではないが、次第に増大し、年間7,900件あまりとなり、近年は交通事故死を上回る状況となっている（図4）。

　つまり、交通事故死がそうであったように、社会全体で取り組めば、防ぐことができる事故死を確実に減らすことができるはずであり、今や転

倒・転落死の低減は、解決すべき大きな社会的課題と捉えることができる。

また、要介護の原因を見ると、第1位脳血管疾患、第2位認知症、第3位高齢による衰弱に次いで第4位に骨折・転倒が位置づけられている（図5）。男での原因順位は、この全体順位と変わらないが、女では、第1位認知症に次いで第2位が骨折・転倒である（図6）。つまり、要介護の課題に対応するにあたって、女性高齢者における転倒予防の重要さは男性高齢者以上と考えるべきである。

以上のように、超高齢社会を迎え、さらに高齢化が進展することが予測されるわが国において、転倒予防は、きわめて重要な社会的課題の1つなのである。

② 転倒要因の多様性

転倒要因は、内的要因と外的要因に分けられる。前者としては、加齢、病気（服用薬剤の作用・副作用をも含む）、運動不足の三者が重要である[3]。後者としては、建物構造、道路、服装、履き物、帽子、メガネ、照明等、様々な物理的要因が含まれる。

転倒は、転倒要因の内的・外的要因が複合した結果起こる。そして、転倒を原因として発生した大腿骨近位部骨折や頭部外傷により寝たきり・要介護、ついには死亡に至る負の連鎖が形成される（図7）。

また、転倒の内的要因の重要なものを列記し、それぞれのリスクの大きさを表1[4]に示す。運動機能の障害はもちろんであるが、感覚機能の障害、高次脳機能の障害をきたす状態、もしくはそれぞれの障害によって現れる症状・状態が包括されている。つまり、転倒予防は、一分野・領域の専門家、臨床医、研究者、実践家だけでは適切か

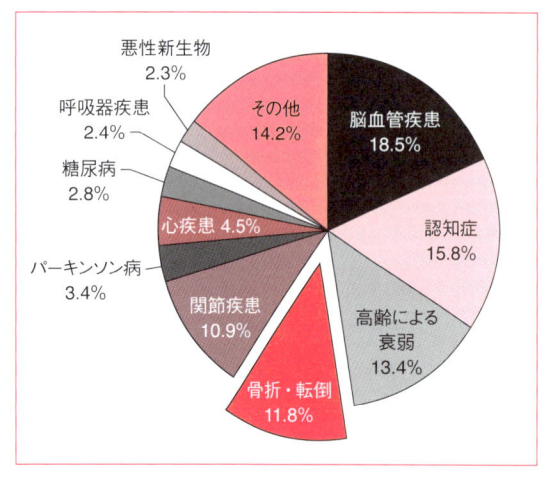

図5 要介護の原因（2013年）
（厚生労働省：平成25年度国民生活基礎調査の概況より）

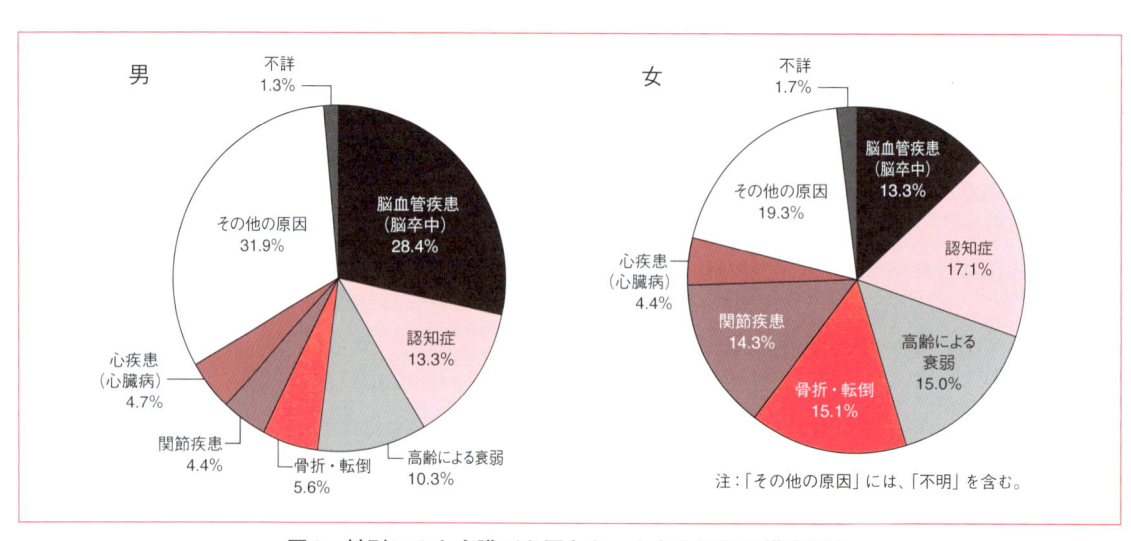

図6 性別にみた介護が必要となった主な原因の構成割合
（厚生労働省：平成25年国民生活基礎調査より）

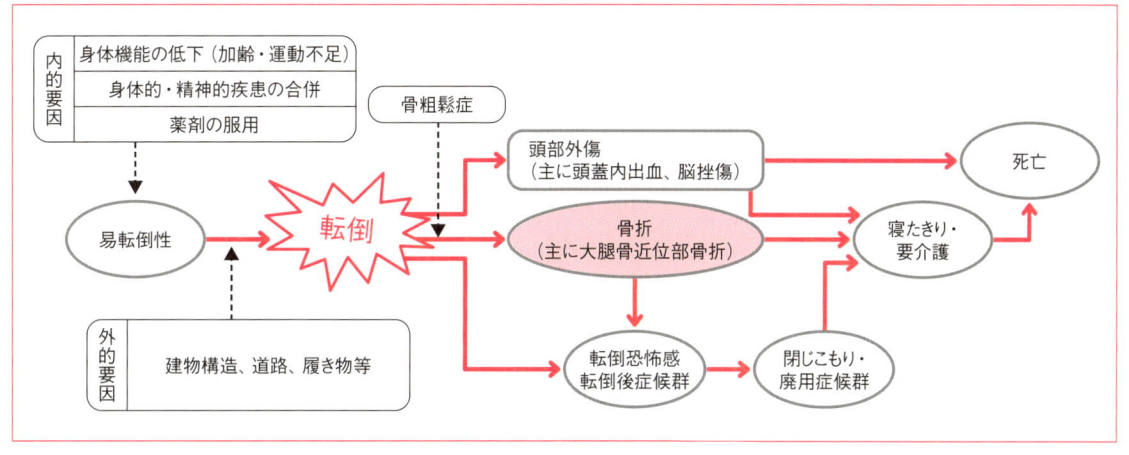

図7　結果としての転倒、原因としての転倒

（武藤芳照, 太田美穂, 長谷川亜弓, 他：転倒予防. 臨床整形外科 40（5）：537-548, 2005[4] より引用して改変）

表1　転倒リスク（内的要因）の寄与度

属性	
年齢	＋10歳で1.2倍
性別	女性で1.8〜2.1倍
転倒経験	転倒経験者で2.0倍
尿失禁	1.6倍
機能制限	1.5〜1.9倍
移動能力制限	2.5倍
身体機能の低下（加齢・運動不足）	
身体機能の低下	2.0倍
筋力の低下	4.9倍
下肢筋力の低下	2.9〜3.8倍
バランス障害	3.2倍
歩行能力の低下・歩行障害	1.2〜3.6倍
視覚障害	1.4〜6.0倍
聴覚障害	1.5倍
フットケアが不十分	1.8倍
身体的・精神的疾患の合併	
脳卒中	1.7倍
起立性低血圧	13.0倍
複数の慢性疾患を合併	1.8〜2.0倍
パーキンソン症候群	1.9倍
認知障害	2.2〜5.0倍
うつ病	1.3〜1.6倍
関節炎	1.4倍
末梢神経障害	17.0〜23.0倍

（武藤芳照, 太田美穂, 長谷川亜弓, 他：転倒予防. 臨床整形外科 40（5）：537-548, 2005[4] より引用）

つ合理的に対応できるものではなく、関連する多様な分野・領域の専門家の参画と連携・協力が必須であることを物語っている。

　これに加えて、外的要因への対応を可能とするためには、建物構造、道路・床面等の建設の整備・保守にかかわる建築士、清掃業者、服装、履き物、メガネ・帽子等にかかわる専門家等、実に多彩な専門家の知識と技術と経験が求められる。

　以上のように、転倒要因が数多くかつ多様であり、転倒の結果として生ずる疾患・障害も多様であることから、多様な専門職の参画と連携・協力が必要なのである。

③ 転倒事故の要因分析

　転倒に限らず、体育・スポーツ事故、労災事故、交通事故等の一つひとつの重大事故の事例について、その事故がなぜ起きたのか？　なぜ骨折や頭部外傷等の重篤な傷害や死亡に結びついたのか？それぞれの原因と背景を精査することは、具体的予防対策を講ずる上で、重要な手続きである。転倒事故については、スポーツにおける重大事故の要因分析とほぼ同様に、4つの要因、すなわち、①個の要因、②方法の要因、③環境の要因、④管理・運営の要因に分類して分析作業を進めると合理的である。

表2　転倒のリスク要因

① 個の要因	身体的要因（運動機能・感覚機能・高次脳機能等） 精神・心理的要因（転倒恐怖、自己効力感等） 個人特有の他の条件・要因（疾患・障害等）
② 方法の要因	医療、看護、介護・ケアの方法、運動習慣・方法の要因等
③ 環境の要因	建物・構造の要因、道路・床面、服装、履き物、帽子、メガネ、照明、用具・機器等人工的環境の要因 天候・気温・四季等自然環境の要因等
④ 管理・運営の要因	職員、管理者、指導者等の資質・能力、指導・教育体制、建物、施設・設備の管理・運営・保守方法、 人員配置等の要因等

表2に示す4つの要因の中に含まれている項目は、あくまでも代表的例示であり、それぞれの転倒事故に特有の項目や要素があり得る。それらを含めて要因を収集・整理・分析した上で、どの要因が大きく関与しているかを探り、それらを除去・低減するように働きかけることが、結果として全体の転倒予防に寄与することになる。

これら一連の作業において、より多様な専門職の集まる多職種による転倒予防チームであればあるほど、より精緻でより広い視野で、より深く分析し、より効果的な予防対策に結びつけることができる。その意味でも、転倒予防に多職種連携は必須である。

文　献

1）医療情報科学研究所 編：公衆衛生がみえる. メディックメディア, 東京, 2014
2）厚生労働統計協会：国民衛生の動向2015/2016・厚生の指標 増刊 62（9）[通巻第976号], 2015
3）武藤芳照：転倒予防―転ばぬ先の杖と知恵（岩波新書NO.1433）. 岩波書店, 東京, 2013
4）武藤芳照, 太田美穂, 長谷川亜弓, 他：転倒予防. 臨床整形外科 40（5）：537-548, 2005

JCOPY 88002-767

2 転倒予防チームづくりの場と専門職の連携教育

日体大総合研究所　**武藤 芳照**
長野県東御市立 みまき温泉診療所　**奥泉 宏康**

Point

- 転倒予防チームづくりにあたっては、場（①医療機関、②介護保険施設、③地域社会）と高齢者の身体特性（Ⓐ患者、Ⓑ要支援・要介護、Ⓒ在宅）を考慮する。
- 転倒予防チームでは、それぞれの専門性と日常業務・教育背景の違いをお互いに理解することが必要である。
- 転倒予防にかかわる多職種間の共通言語を確立しよう。
- 事例検討会を通して、要因分析を行うと共に共通的課題と個別的課題を検討する。
- 多職種連携による事例検討会、教育、意見・情報交換は、効果的な転倒予防につながる。

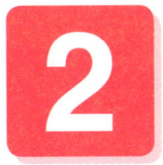

1 転倒予防チームづくりの場

　高齢者の転倒予防およびそのチームづくりの場としては、主に、①病院等の医療機関、②介護保険施設、③地域社会の3つがある。それぞれ、対象となる高齢者は、Ⓐ身体疾患を有する外来および入院患者、Ⓑ支援・介護が必要な入所高齢者、Ⓒ在宅生活が可能な高齢者である。

　一人ひとりの高齢者は、それぞれ時期、心身の状況、家族・家庭の事情や都合、地域社会の特性等により、①②③の場およびⒶⒷⒸの状態いずれかに該当して日々の生活を送っているが、条件が変わればそれぞれに移行、変動する可能性を有している。

　転倒予防チームづくりを考える場合、それぞれの場の特性、利点と限界、各状況の高齢者の条件に即して、持続的で効果が得られるメンバーを集めて連携・協力体制を構築する必要がある。

　たとえば、わが国初の「転倒予防教室」を企画し、12年間運営した旧称東京厚生年金病院（現JCHO東京新宿メディカルセンター）健康管理センターの事例では、場としては①の病院であるが、実際に教室に参加していたのはⒸ在宅生活が可能な高齢者である。

　しかも、通常の診療行為とは異なり、その活動内容は予防医学の立場に立った運動処方の原理に即した「健康診断および体力・運動能力測定評価＋運動・生活指導」である。

　この転倒予防チームに参画・関与する専門職には、内科医、整形外科医、薬剤師、看護師、理学療法士、放射線技師、臨床検査技師、健康運動指導士、水泳指導者、事務職員等、多くの職種をそろえ、それぞれの専門性を活かし、チームを組んで業務にあたった（図1、表1）。さらには、教室修了者への「再会教室」の折の運動開始前の小講話には、歯科・口腔外科医、皮膚科医、医療ソーシャルワーカー等の病院内の他の専門職にも参画してもらい、総合的な予防教室が実践された。この旧称東京厚生年金病院の「転倒予防教室」が、以後の様々な場での多職種連携による転倒予防チームの企画・発足と運営の原型となっている。

　したがって、上記①②③の場とⒶⒷⒸの高齢者の特性を考慮して、それぞれに応じた専門職を集めた多職種連携による転倒予防チームを構成することが望ましい。

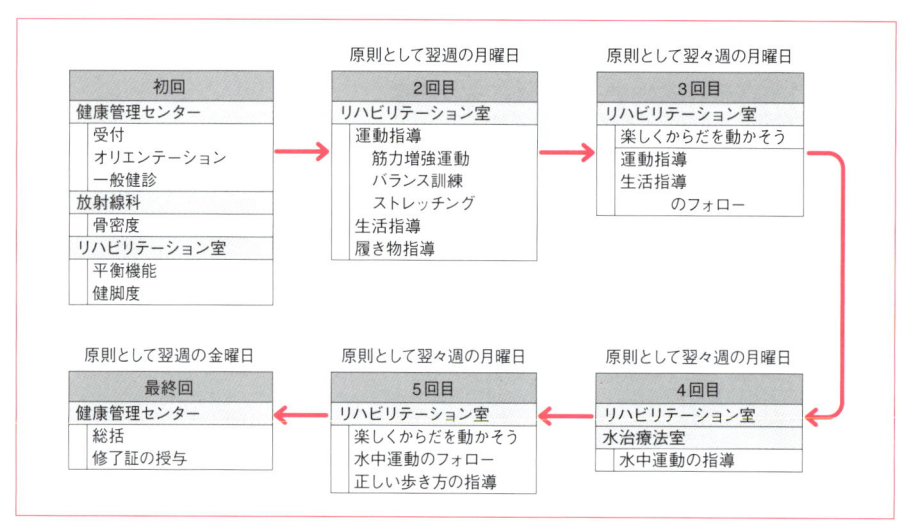

図1　旧称東京厚生年金病院「転倒予防教室」のスケジュール

表1　旧称東京厚生年金病院「転倒予防教室」のシステム

回数	曜日	担当	内容
1回目	水曜日 午前	内科医 整形外科医 看護師 理学療法士	●メディカルチェック 診察・身体計測・血圧測定・血液検査・尿検査・心電図検査 X線画像評価・骨密度測定・健脚度・平衡機能の測定・評価 教室入室中の生活・運動指導
2回目	月曜日 午後	医師 看護師 理学療法士 運動指導士	●床運動 ストレッチング・筋力増強運動 履き物指導
3回目	同上	医師 看護師 理学療法士 運動指導士	●床運動 運動あそび（リズム運動・ボールあそび・スポンジテニス等） バランス訓練
4回目	同上	医師 看護師 理学療法士 運動指導士	●水中運動 プール内での水中歩行・運動
5回目	同上	医師 看護師 理学療法士 運動指導士	●床運動 運動あそび（リズム運動・ボールあそび・スポンジテニス等） 歩き方指導
6回目	金曜日 午後	整形外科医 看護師 理学療法士	●総括 健脚度・平衡機能の再測定・評価、総括評価、今後の生活指導 修了証の授与

② 共通言語の確立

　転倒予防チームが多職種連携で構成される場合、それぞれの専門性と日常業務および教育背景が違うことをお互いに理解する必要がある。とりわけ、一つひとつの同じ言葉であっても、実はそ

れぞれがイメージしているもの、意図している内容等がかなり異なっている例があることに注意しなければならない。

　そうしなければ、チームとしての活動や業務を行うにあたって、コミュニケーション不足が生じ、相互理解がうまく行われないために、議論が

深まらなかったり、不適切な判断と行動に結びついてしまうことがある。

　たとえば、「病棟での転倒予防」の課題を検討している時に、「認知症高齢者のベッドからの転倒事故をいかに防ぐか？」といった表現は、病棟の看護師がイメージしている情景と、他の職種のスタッフが想い描く場面とが一致しないような結果を生むことがある。

　したがって、図2に示すような、東京消防庁の「転倒・転落・墜落」の定義を共通言語として、日常の報告、記録、議論や教育に用いれば、異なる職種のスタッフ同士が相互に正確に理解しやすく、適切な議論と検討により、合理的な予防対策を講ずることができるであろう。

　ちなみに、先の「ベッドからの転倒」は、当然「ベッドからの墜落」という表現が正確である。なお、「墜落」という言葉に違和感を覚える場合には、「落下」という言葉に置き換えて用いる例もある。

　この他にも、転倒予防の運動プログラムの構成、実践指導を行うにあたって、同じ運動でも理学療法士と健康運動指導士やスポーツ指導者では、教育基盤や日常の対応が異なるために想い描いていることが随分違うことがある。したがって、そうした言葉のギャップ、いわば異文化の交流という基本認識の下に、丁寧に言葉を交わし確認し合う対応が求められる。

　そうした営みの連続が、結果として多職種間の連携教育にもつながると考えられる。

③ 事例検討会（ケースカンファレンス）

　ケース（case）とは、事例、症例のことである。病院、施設、地域等の場で、何か皆で考えなければならない課題を有している高齢者一人ひとりの情報を取りまとめて、提示できる状態にした時にケースという言い方を用いる。

　カンファレンス（conference）とは、協議、会議の意味である。関係する多職種のスタッフが集まって、それぞれの知識、技術、経験を基盤にした意見、考え、情報を出し合って協議・検討することであり、「ケースカンファレンス」とは「事例協議」「事例検討会」と訳すことができる。

　一つひとつの事例について協議・検討するためには、その高齢者の数多くの多彩な情報を収集して整理し、板書あるいは配布資料、メモを貼り付ける等の方法でまとめる。その上で、それぞれの転倒の特性、転倒予防の方法・内容、対策を見出していくのである。

　ケースカンファレンスを進めていく中で、お互いの専門性と立場に即した知識、技術、経験を出し合うことから、相互の学習や新たな知識・情報交換の機会と場となることもしばしばある。特に新人スタッフにとっては、こうしたケースカンファレンスに参加して先輩たちのやり取りに接していることが、重要な教育・研修、講習、学習に

転倒	転落・滑落	墜落・飛び降り
倒れた際に高低差の移動が生じなかったもの	倒れた際に、地表面に接触しながら高低差の移動を伴ったもの	地表面に接触せずに、高低差の移動を伴ったもの

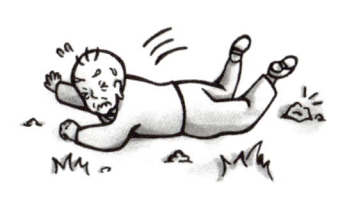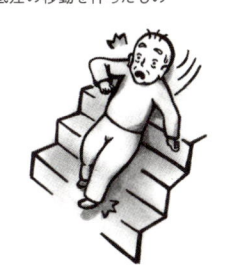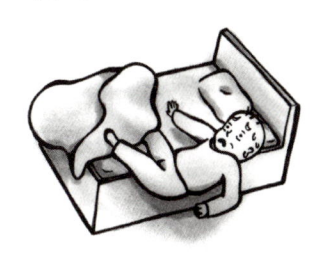

図2　転倒・転落・墜落の定義

表2　転倒・転落事故の発生状況

		介助者		
		居ない	居た	
			触れていない	直接介助中
1	転倒	A	B	C
2	転落	A	B	C
3	墜落（落下）	A	B	C

ex1. 夜中にトイレに行こうとして廊下で転倒（1A）
ex2. 階段を下りるのを介助していて転落（2C）
ex3. 一人で車いすからベッドに移乗しようとして転落（2A）

（武藤芳照 総編集：ホーム内の転倒事故を防ぐための教育テキスト. 株式会社ベネッセスタイルケア, 東京, 2009(非売品)[1] より）

なる。

　さらには、ケースカンファレンスの事例と議論の記録が蓄積され、それらをある段階で整理することは、その病院、施設、地域等の場だけではなく、全国の他の場にとっても有用な学習教材を生み出すことにつながる。

　つまり、ケースカンファレンスを広げ深めることは、多職種のスタッフ間の重要な連携教育の機会と場であり、その教育成果は着実に積み上げられていく。

　具体的な進め方としては、高齢者の転倒・転落事故の一例ごとに、たとえば表2[1] に示すような形と項目で分類して記録し、それを素材にして、事故の要因分析を皆で行う。そして、それぞれの場における共通的課題と個別的課題を検討して、具体的な防止対策を講ずると共に、予防のための教育啓発資料や教材づくりに結びつける共同作業とする。

 ### ④ 多職種連携の転倒予防効果

　多職種連携による転倒予防チームの実践や転倒予防教育は、それぞれの職種のスタッフにとっては、日常業務あるいは随時の連携・協力活動と位置づけられる。それらが実際にどのような効果を示すかということについて、近年、学術研究面でも注目されるようになった。

　Cameron[2] のメタアナリシスの多因子介入研究では、転倒予防に関する事例検討をベースにした多職種連携、転倒予防に関する研修、多様な転倒リスクの軽減に関する戦略のためのテレカンファレンスや看護師、看護助手、薬剤師等、多職種による転倒予防チームのケアプラン・実践、転倒の監査とフィードバック等が重要とされている。

　鈴木みずえらの研究チーム[3] では、今後の介入研究にあたって、病棟・ユニットの転倒予防に関して、スタッフの主体的な参加や意見交換を行った上での目標設定や、到達可能な目標設定等が重要になるとしている。さらに多職種との効果的連携として、コミュニケーションを基盤に、ブレインストーミング、転倒予防の意義の共有（目標の共有）、教育の共有、連携方法・対策の意見交換・共有を実施しながら、チームで行う転倒予防をチームで実践することが効果的な転倒予防につながると強調している。今後、これらのエビデンスに基づき、わが国の各施設における高齢者の状況に合わせて、実行可能で継続性の高い、プログラムの立案と実践が望まれる。

　こうした基本的戦略は、病院等の医療機関の場に留まらず、介護保険施設等の高齢者施設や地域社会等の場においても、有効であると期待されている。多職種連携による転倒予防にかかわる実践と教育プログラムを通して、評価・アセスメント方法・内容、介入方法等をより改善し精緻化すれば、さらに転倒予防の成果を拡充できるであろう。

文　　献

1) 武藤芳照 総編集：ホーム内の転倒事故を防ぐための教育テキスト. 株式会社ベネッセスタイルケア, 東京, 2009（非売品）

2) Cameron ID, Gillespie LD, Robertson MC, et al. : Interventions for preventing falls in older people in care facilities and hospitals. Cochrane Database Syst Rev 12 : CD005465, 2012

3) 鈴木みずえ：国内外の転倒予防に関する学術研究の動向. 高齢者施設. 転倒予防白書2016（日本転倒予防学会 監修, 武藤芳照, 鈴木みずえ, 原田 敦 編）. 日本医事新報社, 東京, 2016

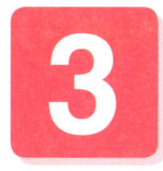

転倒予防のための多職種連携チームの モデルとその展開

日本大学 スポーツ科学部　**小松 泰喜**

Point

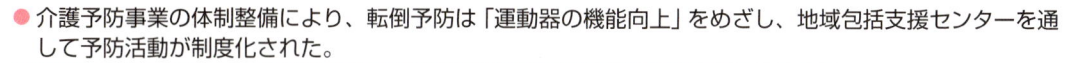

- 介護予防事業の体制整備により、転倒予防は「運動器の機能向上」をめざし、地域包括支援センターを通して予防活動が制度化された。
- 転倒には内因性と外因性の要因があるが、環境の違いによる転倒発生率に差は見られない。サブグループ解析の結果、転倒ハイリスク者の有無、多職種連携による取り組み等でも、介入効果は認められない。
- 転倒予防のためには多面的介入を行うための具体的な連携方法とその徹底のための教育が重要である。
- 多職種連携チームによる種々の取り組みとして大切なのは、コンプライアンスを保ち、エビデンスをつくることである。

　2007年2月、カナダのヴィクトリア市で行われたWHOの「高齢者の転倒予防に関するテクニカルミーテイング（Technical Meeting on Falls Prevention in Older Age）」[1] によれば、転倒は高齢者にとって日常的であり、疼痛や能力障害により自立を低下させ、生存率を減少させる主な原因となり、65歳以上の高齢者の28〜35%、70歳以上の高齢者で32〜42%に増加する。その経済的損失から家族や友人の生活に深刻な影響を及ぼし、そしてそれが世界的な健康問題となることが予測されて早10年が経とうとしている。

　2006年、わが国では介護保険制度の改定に伴い予防を重視した介護予防事業の体制が整備されスクリーニングや介護予防に関する知識の普及、さらに地域住民に対し、介護予防実践のための様々な場や情報が提供され実践活動が推進されるようになった。一方、転倒予防は「運動器の機能向上」をめざし地域包括支援センターを通して予防活動が制度化され、各地域ごとに転倒予防対策の効果検証がなされるようになった。しかし多くの問題が未解決であり、特に介護保険施設や病院の転倒予防対策については多くの課題が蓄積されている。

　ここでは行政の専門家および医療・福祉の専門職が、転倒予防対策に向けていかにして多職種連携チームを築き、どのような成果とエビデンスを得られたのか、その有効なモデルを示してみたい。

 ## 多職種による転倒予防効果

　転倒は内因性と外因性の要因により生じる。転倒環境が地域なのか、医療機関（急性期病棟、リハビリテーション病棟、療養型含む）なのか、そしていわゆる高齢者福祉施設（介護老人保健施設等）なのかにより異なる。その要因を分析し、それに対応することで転倒予防を実現することが基本的な考え方である。しかしながら、対象や環境の違いから有効な具体的対策に相違が生じることは多い。

　一方、6つの検索データベース（MEDLINE、Embase、CENTRAL、CINAHL、PsycINFO、Social Science Citation Index）によるプライマリ・ケア、コミュニティまたは救急医療で行われた無作為化および準無作為化対照試験結果から、高齢者の転倒および外傷を防ぐための多因子評価と介入プログラムの効果を見ると、18の試験のうち、追跡調査中の転倒リスク比は0.91（95% CI：0.82〜1.02）、転倒関連の外傷については（そのうち8の試験）0.90（95% CI：0.68〜1.20）であった。し

たがって、環境の違いによる転倒発生率に差は見られず、サブグループ解析の結果、いわゆる母集団の違い（転倒ハイリスク者の有無、多職種連携による取り組み等）でも、介入効果は認められなかった[2]。つまり、多職種による転倒予防効果のエビデンスは明確ではないことがわかる。

② 多職種連携チームの構成と役割

これまで最も影響力があった報告は、Cochrane Libraryによるランダム化比較試験のメタアナリシスである。Gillespie[3]らが転倒予防に効果的な62編の介入研究報告から解析を行い、在宅高齢者および施設高齢者に対するリスクファクターのスクリーニングと介入プログラムを含めた多領域の専門分野にわたる多面的介入が効果的であったことを報告している。この介入結果として、多職種連携が功を奏したと理解される。しかしながら実際には、その連携の多くは多職種がかかわるだけで明確な連携方法が確立されていない。転倒予防のために多面的介入を行うためには具体的な連携方法とその徹底のための教育が重要である。著者の高齢者福祉施設でのこれまでの経験では、転倒予防のための多職種連携を推進する時、看護・介護職、リハビリテーション専門職等が連携を築く際、お互いの教育課程が様々であるため、共通言語の理解に乏しいこと等が問題となることが多かった。その対策として、長期的には教育課程の改善と短期的には各学会等での転倒予防やそれに関連した資格制度等の受講により、転倒・転落事故の予防や対策ための共通知識が身につくものと考えられる。

③ 有効モデルと実践例

この多職種連携チームによる種々の取り組みは、種々の医療や介護の環境で多様な転倒予防の有効モデルとして実践されている。ただし、有効モデルには明確なものはなく、医療機関ごとに環境に応じたモデルが実施されている。大切なのは他の介入研究同様そのコンプライアンスを保つこ

とであり、現在医療機関ではその役割と機能を持ち合わせた医療安全推進委員が従事しているところが多い。高齢者福祉施設でもその多くは転倒予防委員会等による対応・対策が行われ、それ以外の特定施設等ではさらに外部の有識者等の意見を聞き、適切な対応が行われているところが多い。

このようにそれぞれの環境や地域での活動を推し量る際に重要となってくるのがエビデンスをつくるという作業である。大高らは一般的なRCTとしての質（PEDro Score）に加えて転倒研究に必要な項目を加えたスコア（Total Score：T）を作成（**表**）し、それぞれの報告から研究の質（エビデンスレベル）を算出している[4〜6]。多職種連携チームによる個々の職種の役割ごとにエビデンスを構築していく必要がある。

④ 課題と展望

認知症になると転倒をしやすくなることはよく知られているが、認知症者の転倒を実際に予防す

表　エビデンスレベルの設定

一般的な項目 PEDro Score
・Random allocation
・Concealed allocation
・Baseline comparability
・Blind subjects
・Blind therapists
・Blind assessors
・Adequate follow up
・Intention to treat analysis
・Between group comparisons
・Point estimates and variability

転倒予防に必要な項目
・対象者基準や転倒歴（入院中、退院直後不要）により転倒リスクが明らか。
・転倒定義が明確。
・転倒のモニターが想起による/よらない。
・転倒頻度（転倒率や転倒期間）の解析が行われている。
・十分なサンプル数（各群≧100）と観察期間（≧1年、または入院期間等）。

大高らはPEDroのスコアに、転倒研究で必要な5項目を加え、計15点のスコア（Total Score：T）を作成している。これにより報告ごとに転倒研究のエビデンスレベルとして算出が可能としている。
（大高洋平, 里宇明元, 宇沢充圭, 他：—エビデンスからみた転倒予防プログラムの効果—1. 狭義の転倒予防—. リハビリテーション医学 40：374-388, 2003[4]より引用）

JCOPY 88002-767

ることは、限りなく難しい問題である。また、科学的根拠についても、「試み」「取り組み」の紹介レベルがほとんどであり、その成果に関する報告といったしっかりしたエビデンスが少ない。たとえばアルツハイマー病、レビー小体型認知症、脳血管性認知症、前頭側頭型認知症と大別され、在宅なのか施設なのか、さらに施設でも介護老人保健施設なのか有料老人ホームなのかといった具合に生活の場や環境が違うことがエビデンスが構築されていない大きな素因となっている。

認知症は、精神・認知機能の低下が主たる症状であることから「自己有利の法則」すなわち自分にとって不利なことは認めないといった傾向がある。これは認知症者の病識のないことによる強い否定がさらなる否認を生み、その関係性を悪化させ、転倒を招く危険につながる。また、「作用・反作用の法則」では強く対応すると、強い反応が返ってくることから運動保続につながってしまう[7]。したがって対応を誤ってしまうと益々転倒リスクは高まり、さらなる障害を招いてしまうことになりかねない。

また、サルコペニアに代表されるような身体的フレイル（虚弱）は、特に日常生活活動は自立しているが、手段的自立以上の活動能力に支障をきたしている場合が多く、それが原因となり転倒・骨折につながる[8,9]ことから、明確な疾病の有無、精神・認知機能の低下、運動器および運動機能に着目し、多職種が連携することで要介護状態の予防につながる。したがって、これら中核となる要因への専門的な介入効果を明確にすべきであろう。

まとめ

転倒予防には多職種チームが連携して目標を設定し、介入することとなるが、なかでも特に理学療法士の役割は重要である。動作学の専門家とし

てチームに貢献し、患者の運動能力を向上させることを可能にする。また、看護・介護職には、それぞれの視点から簡単で実用的な運動を患者の生活の一部に取り入れ、なるべく患者自身が行えるように声掛けをしてほしい。できるかぎり手を出さず患者を見守り、要所の支援にとどめてほしい。加えて情報共有が多職種連携の第一歩であり、相互のコミュニケーションが増えると情報共有が加速されることとなる。

今後は安全・安心を最優先に考え、それを可能にする組織のあり方等、安全文化の醸成による新たな概念の広がりに期待したい。

文　献

1) World Health Organization : Falls Prevention in Older Age.〔http://www.who.int/ageing/projects/falls_prevention_older_age/en/〕
2) Gates S, Fisher JD, Cooke MW, et al. : Multifactorial assessment and targeted intervention for preventing falls and injuries among older people in community and emergency care settings: systematic review and meta-analysis. BMJ **336** (7636) : 130-133, 2008〔Epub 2007 Dec 18〕
3) Gillespie LD, Gillespie WJ, Robertson MC, et al. : Interventions for preventing falls in elderly people. Cochrane Library. John Wiley & Sons, New Jersey, 2009
4) 大高洋平, 里宇明元, 宇沢充圭, 他：エビデンスからみた転倒予防プログラムの効果—1. 狭義の転倒予防—. リハビリテーション医学 **40**：374-388, 2003
5) 大高洋平, 里宇明元：エビデンスに基づいた転倒予防. リハビリテーション医学 **43**：97-104, 2006
6) 大高洋平, 里宇明元, 宇沢充圭, 他：エビデンスからみた転倒予防プログラムの効果—2. 転倒にまつわる諸問題と転倒研究における今後の課題—. リハビリテーション医学 **40**：389-397, 2003
7) 飯島裕一：認知症を知る. 講談社, 東京, 2014
8) American Medical Association White paper on elderly health. Report of the Council on Scientific Affairs. Arch Intern Med **150**：2459-2472, 1990
9) Spirduso WW : Hierarchy of physical function of the old and oldest-old. Physical dimensions of aging. Human Kinetics, Champaign, p228-339, 1995

スタッフの「気づく力」と「見守る目」を育成するための事例検討

浜松医科大学 臨床看護学講座　**鈴木みずえ**

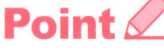

- 事例を多職種で行うことで、新たな発見や方向性、具体策が明らかになる。
- 事例検討会は、マニュアルや研修・書籍からはわからない、各専門職が経験した実践知を学ぶ。
- 事例検討会は、それぞれの職種や個々のスタッフの経験、ノウハウ等の経験知を共有する機会でもある。
- 自分の体験を「リフレクション（reflection）」し、経験を深めることができる。
- 転倒予防に関するスタンダードな対策を作成し、患者、高齢者、住民の安全を保障する。

多職種で様々な視点で転倒の実態を分析すると、単一の職種だけでは行き詰まっていた転倒予防対策も新たな発見や方向性が見えてくる。

たとえば、脳卒中後遺症で下肢の筋力低下のためにふらつき歩行となった高齢者の転倒予防について考えてみよう。看護師・介護職だけでは生活支援や看護的な支援が中心になるが、医師が入ることで病態のタイプや進行状態に伴う治療に関連した転倒リスクが明らかになる。さらに理学療法士・作業療法士が参加することで転倒予防に関連した運動やリハビリテーションの方法、生活の中での活動状況も検討できる。筋力の低下を予防するための食事に関しては栄養士が担当し、施設内の環境整備に関しては施設管理者等が参加すると幅広い解決方法につながる。このように下肢の筋力低下のためにふらつき歩行という1つの課題ではあっても実は様々な専門職種に関係していることがわかる。多職種が様々な視点をもって一人の事例を検討することで、新たな発見や方向性や具体策が明らかになる。また、マニュアルや研修・書籍ではわからない各専門職が経験した実践知を学ぶことができる。それぞれの職種や個々のスタッフの経験、ノウハウ等の経験知を共有する機会でもある。転倒予防のための事例検討会の目的を**表1**に示した。

表1　転倒予防事例検討会の目的

①	困難事例を検討することで転倒・転落の件数を減らす。
②	チームをつくり、各部署が協力し合って問題解決することで、施設や地域の中の安全文化の組織風土を育み、医療の質と安全の向上をめざす。
③	転倒発生時の対策も含め検討する。
④	転倒予防に関するスタンダードな対策を作成し、患者、高齢者、住民の安全を保障する。

① 「気づく力」とリスク感性

転倒はちょっとした環境や気持ちの変化、健康状態の変化等、様々な要因が絡んで生じることが多い。状況の変化に気づいて「あれ、いつもと違う、あぶない！　転ぶのではないか」と気づく力がリスク感性である。「あぶない！」と思い、たとえ事故につながらなくても対応策を取れるかは、経験や職種、人によって個人差が大きい。リスク感性が優れたスタッフほどヒヤリ・ハットレポートを提出する等、再発防止のための貴重な能力を持つ。ヒヤリ・ハットは、ほとんど事故という状況から、それほど重要でなくても放っておくと事故につながりかねない状況までを含み、業務改善の機会を与えてくれる。

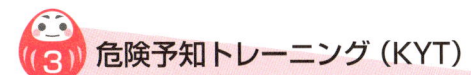

② 事例検討会における転倒予防のステップ

事例検討会で専門職は実践の中で得た自分の体験を「リフレクション（reflection）」することができる。リフレクションとは、個人が日々の業務や現場からいったん離れて自分の積んだ経験を「振り返る」ことである。過去の転倒体験からどんな課題が潜んでいるのか、きちんと転倒という出来事の事実に潜む原因を探り、その経験における自分の体験を振り返ることで、今後同じような状況に直面した時によりよく対処するための「実践知」を見出そうとする方法論である。

津村[1]は専門職の体験学習の過程を4つのステップ（ステップ1：体験する、ステップ2：体験の内省と観察、ステップ3：分析する、ステップ4：仮説化する）で示している。これを応用して、事例検討会における各専門職の転倒予防のステップを図1に示した。転倒事例の振り返りが重要であるが、どれだけ自分の体験に気づくことができるかは、リスク感性等本人の気づきに影響される部分が大きいが、事例検討会で他の専門職とわかち合うことで、自分の気づきが広がる。

③ 危険予知トレーニング（KYT）

危険予知トレーニング（KYT）[2]は医療安全のツールであり、現場をイラストにしたKYTシートを用いて小集団で起こりうる危険について話し合い、その解決策を検討する。KYTによる事例検討ではKYTの教材であるKYTシートを用いて、危険要因の現状把握、原因分析、対策の立案、目標設定を短時間で集中的に行う。特に転倒リスクや状態の変化の激しい患者の事例検討にKYTを用いることで転倒・転落の危険を予知する感性を養い、実践能力を身につけることができる。転倒リスクマネジメントとしてリスクアセスメントツールによるケアプランとKYTを併用するとよいであろう。転倒・転落KYTを実践することの効果を以下に示す。

❶ 転倒リスクに関する専門知識の習得

誰でも興味の持てるブレイン・ストーミングから入るので職員全体が参加でき、スタッフ全員で転倒・転落予防の専門知識を共有できる。

❷ 日常業務における転倒予防に関する問題意識

KYTのディスカッションはゲーム的要素があ

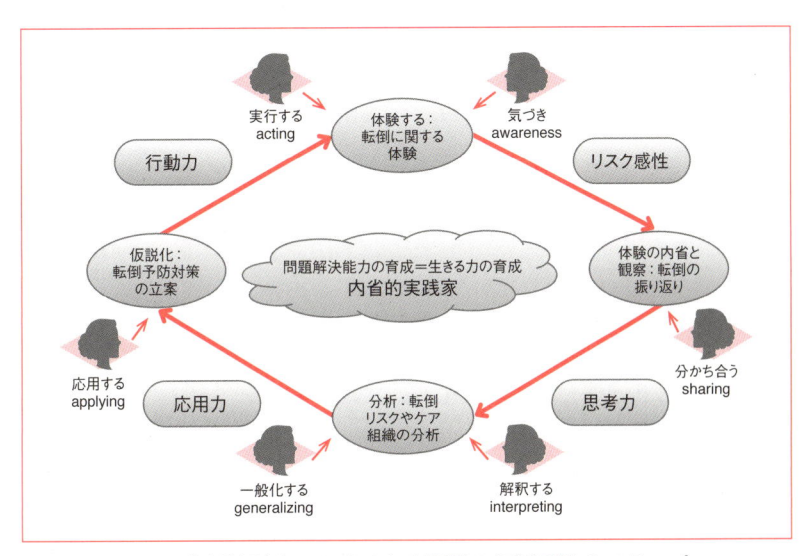

図1　事例検討会における各専門職の転倒予防のステップ

（津村俊充：体験学習とファシリテーション．ファシリテーター・トレーニング―自己実現を促す教育ファシリテーションへのアプローチ（津村俊充, 石田裕久 編）. ナカニシヤ出版, 京都, p2-6, 2011[1]より引用して著者作成）

るので、各看護師にとって興味が持てる内容であり、問題意識が高まり、学習効果が上がる。

❸ 各スタッフの個々の問題として認識化

指導者が一方的に指示する「注意」ではなく、各スタッフがそれぞれ自分の問題として考えやすく、スタッフ間での話し合いが活発になる。

❹ 危険予知能力の育成

KYTシートを効果的に使用することで、実際に自分がその場面にいたらどのようにしただろうかと考えることができ注意力が喚起され、危険予知・回避能力が高まることから記憶にとどまる。

❺ 転倒予防に関する実践能力の育成

具体的な危険予知を訓練するなかで、具体的な予防方法までも実践能力が育成され、転倒予防の実践行動につながる。

❻ 多職種におけるチームの意識づけ

多職種でも検討が可能であることからチーム全体で共有でき、チーム間のコミュニケーションが高まり、チーム全体の看護実践能力が向上する。

 ## 4 転倒・転落KYTの実際

一般的な危険予知トレーニング（KYT）基礎4ラウンド法の実際を表2に示した。KYT基礎4ラウンド法は5〜6名の小グループを対象としたトレーニングであり、朝の申し送りの後や昼のカンファレンス等に実施するとよいであろう。転倒・転落の未然防止としての効果が期待できる。KYTシートに関しては、検討する事例については最も転倒リスクの高いと思われる状況（車いすの移乗、ベッドからの移乗、排泄等）の写真やイラスト等を用いる。KYT基礎4ラウンド法はトレーニング方法が具体的に示されている点とそれを様々に現場で応用できるところが特徴である。図2に転倒予防に関するKYTのイラスト例を示したが、日常の様子から転倒の危険性を判断し、転倒リスクをアセスメントして多職種チームで共

表2　危険予知トレーニング（KYT）基礎4ラウンド法

第1段階（第1ラウンド）
どんな危険が潜んでいるか（現状把握）
シート（イラスト、写真等）の状況の中に潜む危険要因を発見し、その要因の引き起こす現象を想定して共有する。
第2段階（第2ラウンド）
これが危険のポイントだ（本質追求）
発見した危険要因のうちこれが重要と思われる危険を把握して○印、さらに絞りこんで◎印をつけ危険のポイントとする。
第3段階（第3ラウンド）
あなたならどうする（対策の樹立）
◎印をつけた危険要因を解決するにはどうしたらよいかを考え、具体的な対策を出し合う。
第4段階（第4ラウンド）
私たちはこうする（目標設定）
対策のうち重点項目を絞りこんで＊印をつけ、それを実施するためのチーム行動目標を設定し、タッチアンドコール（唱和）・指差し呼称等で確認する。

（杉山良子，上野正文，釜　英介，他：危険予知トレーニング（KYT）の活用—危険予知能力を養うためのプログラム．Nursing Today 21（5）：36-39, 2006[2] より引用）

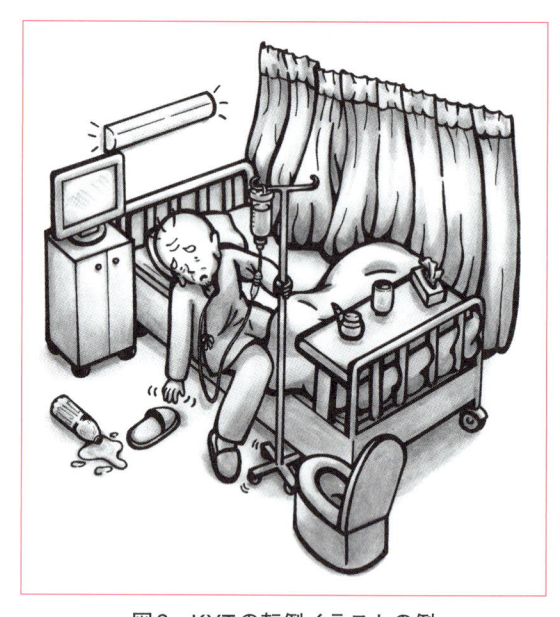

図2　KYTの転倒イラストの例

有し、対策を検討する。

 ## 5 その他の事故分析手法

❶ m-SHELモデル

ヒューマンファクター工学の説明モデルで

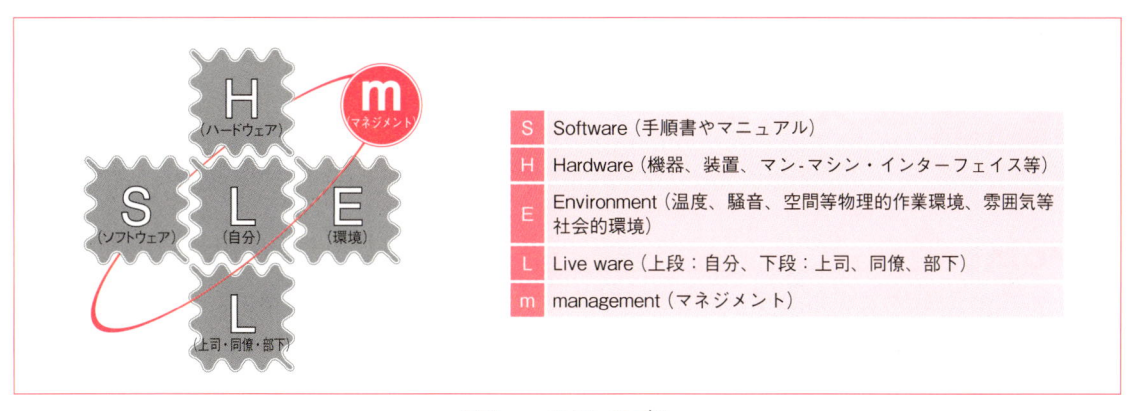

図3　m-SHELモデル

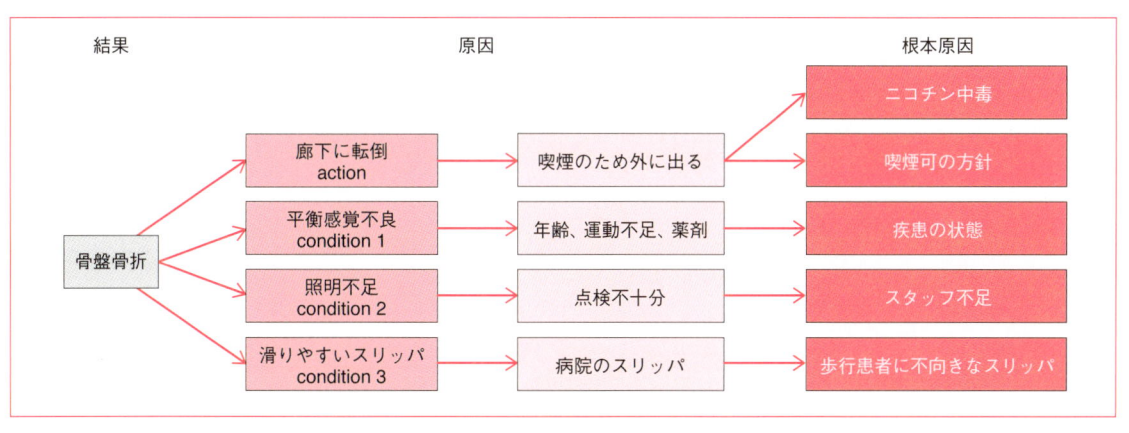

図4　原因─結果図

Actionは骨盤骨折に直接関与している事象。conditionはactionに影響を及ぼす継続する状態。
（柳川達生：RCA（根本原因解析法）．医療安全管理辞典（長谷川敏彦 編）．朝倉書店，東京，p226-230, 2006[4] より引用）

SHELモデルに人間（中心のL：ライブウェア）の行動は、人間自身の特性と4つの要因（「S：ソフトウェア」「H：ハードウェア」「E：環境」「L：関係者」）が、お互いに影響して決まることを示している。マネジメントを追加したもの[3]であり（図3）、それぞれの要因をリストアップし、整理・分析する。

② 根本原因解析 (root cause analysis : RCA)

事故が発生した後に、その背景に潜むシステムや人的な原因を分析する方法である。直接関係している根本原因を分析する方法[4]である（図4）。

文　献

1) 津村俊充：体験学習とファシリテーション．ファシリテーター・トレーニング―自己実現を促す教育ファシリテーションへのアプローチ（津村俊充，石田裕久 編）．ナカニシヤ出版，京都，2011
2) 杉山良子，上野正文，釜　英介，他：危険予知トレーニング(KYT)の活用―危険予知能力を養うためのプログラム．Nursing Today 21 (5)：36-39, 2006
3) 石橋　明：M-SHELモデル．医療安全管理辞典（長谷川敏彦 編）．朝倉書店，東京，p253-255, 2006
4) 柳川達生：RCA（根本原因解析法）．医療安全管理辞典（長谷川敏彦 編）．朝倉書店，東京，p226-230, 2006

5 転倒予防チームを楽しく継続できる工夫とコツ

国立病院機構 東名古屋病院 神経内科　**饗場 郁子**

Point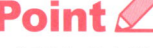

● 初めから完璧をめざさず，まず一歩を踏み出すことが大切である。

● 日常業務に負担にならない方法を考えるとスタートしやすい。

● 転倒予防のエッセンスを直球でなく心に残るよう変化球で伝える。

● 否定型でなく肯定型で（Don'tからLet'sへ）伝えることが楽しく継続できるコツである。

● われわれスタッフも楽しみながら活動することが長く続けるコツである。

　転倒が生じると、患者も発見者も動揺する。転倒により骨折等、重篤な外傷を負った場合はなおさらである。外傷治療のために、安静臥床を強いられると廃用が進み、移動能力が低下し、介助量が増加する。移動能力が低下するとさらに転倒リスクが増える。転倒による負の連鎖である（図1）。医療現場では、転倒や外傷が生じると転倒発見者はヒヤリ・ハット報告や事故報告書を作成することとなり、「患者を転倒させてしまった」と自分を責めてしまう場合もある。つまり転倒の現場は患者も家族も医療者もマイナス面が大きいのが現状

図1　転倒による負の連鎖

転倒して骨折等重篤な外傷を負うと、患者は疼痛や治療のため安静を強いられ、筋力低下が進み廃用となり、転倒リスクがさらに増加するという悪循環が始まる。

である。だからこそ、医療者も患者・家族も笑顔で取り組むことが大切である。マイナス面が大きい転倒に対し、楽しく取り組むにはどうすればよいか、われわれの経験からお伝えしたい。

① チームづくりのポイント

　チームをつくる時には、リスクマネジメント部会等、転倒予防に関連する既存のチームを利用し、その中で転倒予防グループをつくるのも1つの方法である。自主的なチームをつくる時のポイントは、興味があるメンバーに限定することである。各部署（看護師長、理学・作業療法士長、薬剤科長等）に声をかけ、転倒予防に興味のあるメンバーを選んでもらう。基本的な活動は時間外となるため、時間外に取り組むだけのモチベーションがあるメンバーが望ましい。初めからすべての部署が勢ぞろいした多職種チームでなくてよいので、始められるところから始める。一歩を踏み出すことを優先する。ただし、必ず医療安全管理室のメンバーに加わってもらうことをおすすめする。

② 隙間時間を利用した転倒予防の方法を考える―業務に負担にならないように―

院内では様々な勉強会や会議等、通常業務以外

に各種業務があり、各職員はそれぞれ大変多忙である。転倒予防対策を標準化することは重要であるが、わざわざ時間をつくっての勉強会ではなく、業務の中で自然に学んでいけるようなスタイルをおすすめしたい。たとえば職員教育として当院で行った「転倒予防トレーニング」は、10問・○×式の転倒予防に関するテスト（所要時間2～3分）を行い、それに対する答えと解説を1～数問ずつ職員トイレの内側や手洗い場の前に貼り出し、1週間ごとに貼り替える（図2）という方法である[1]。転倒予防トレーニング後、参加者の得点は上昇し、転倒発生率は有意に減少した。通常業務の中で、無理のない方法をとることも大切な要素と考える。

また、転倒予防の啓発ポスターや転倒予防川柳の掲示（4章の2-2）参照）は、気をつけてほしい場所に、気をつけてほしい人に、気をつけてほしい内容をメッセージで伝えるという意味で、業務負担にならない転倒予防啓発方法である。

転倒予防啓発ポスターは「転倒予防に注意しましょう」という抽象的な内容ではなく、具体的な内容を示すとよい。たとえばトイレは転倒や外傷が多い危険な場所であることを伝える方法として、図3のようなポスターをトイレに貼り、注意喚起している。認知機能が低下した患者にもわかりやすく伝えるために、ポスターの内容は、絵を主体にして、字は大きく、極力少なくするのがコツである。また掲示する場合は、水にぬれたり、折れ曲がることのないよう、ラミネート加工をして使用するとよい。

③ 直球でなく変化球で伝える —転倒予防川柳による対策—

転倒の多くは、患者の自発的な行動により生じる。医療者が対策をとるだけでは不十分で、患者にも家族にも積極的に参加していただく必要がある[2]。詳しくは3章で述べるが、患者・家族も笑

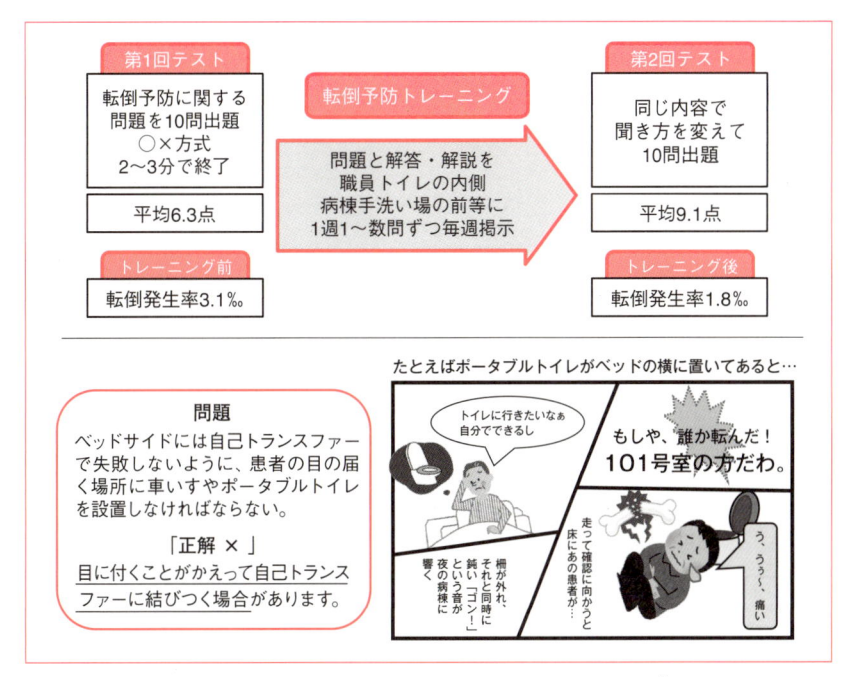

図2　転倒予防の職員教育～転倒予防トレーニング～

職員を対象に行った転倒予防トレーニング後、テストスコアは10点満点中平均6.3点から9.1点へ上昇し、転倒発生率は3.1‰から1.8‰へ減少した。転倒発生率＝転倒件数／のべ入院人数×1000（‰）
（村井敦子, 細井夏実, 山之内香帆, 他：図説「転倒予防」シリーズ No.8 医療スタッフに対する転倒予防トレーニング—スタッフ教育と転倒予防効果の検証—. 医療 69：403-406, 2015[1] より引用して改変）

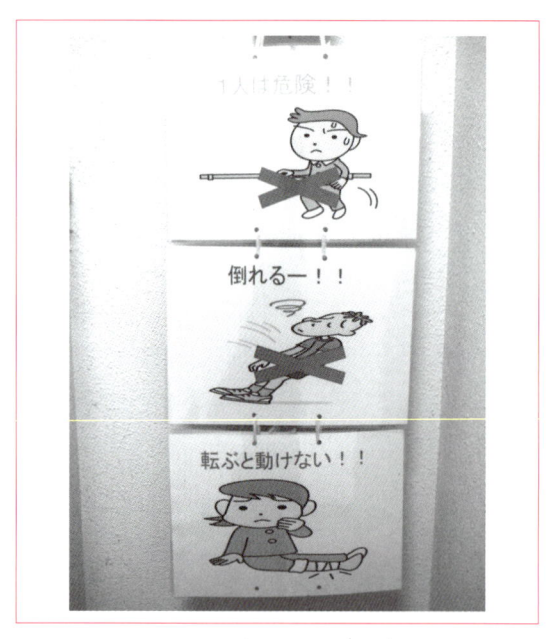

図3　トイレの転倒予防啓発ポスター

トイレは転倒だけでなく骨折等も発生しやすい場所であること
を伝える方法として、簡単な絵やメッセージを掲示するとよい。
認知機能が低下した患者にも有効な方法である。水でぬれない
よう、ラミネート加工して使用している。

顔で楽しく参加できるような方法を講じることが
望ましい。

　当院では医療者だけでなく、患者・家族からも
転倒予防川柳を募集し掲示している。医療者が患
者・家族といっしょに考え、応募することもあ
り、皆でどのように転倒を予防したらよいかを考
えるきっかけになる。また患者家族が詠んだ句
は、われわれ医療者の心に染みるものである。転
倒予防川柳を募集し、掲示した病棟では転倒減少
効果が得られ、転倒予防に有効な方法であること
が明らかになった（4章の2-2）参照）[3]。

　もう1つ転倒予防川柳のよい点は、直球でなく
変化球だということである。移動に介助が必要な
患者に対し、「動く時は必ずナースコールを押し
てください」という直球のメッセージよりも「動
く時、必ず呼んでね、遠慮せず」という変化球の
メッセージの方が柔らかく、心にも残りやすい
（図4）。転倒しないために気をつけてほしい内容
を川柳に詠み替えることで、医療者も患者も笑顔
で転倒予防に参加できると考える。

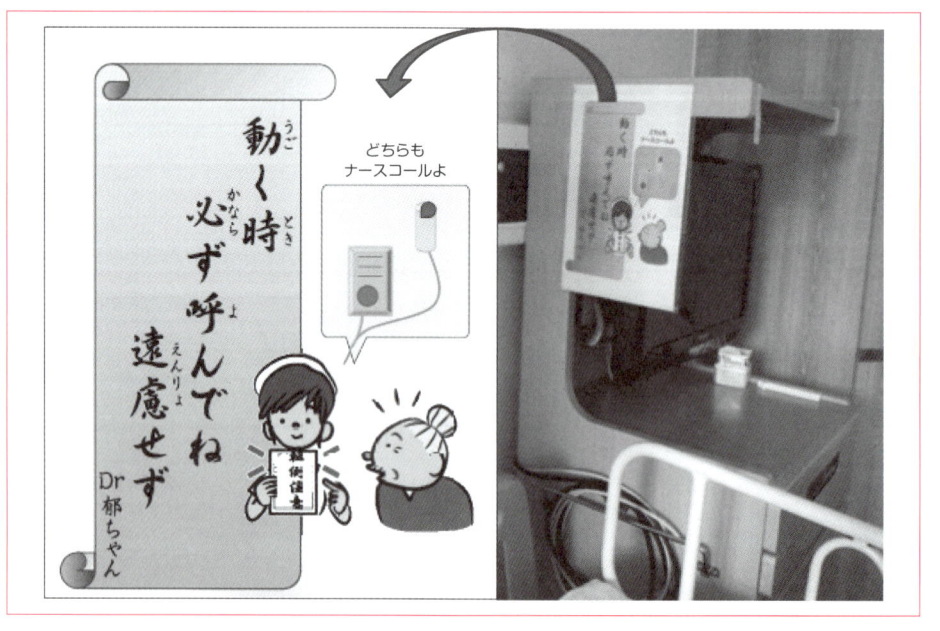

図4　転倒予防川柳掲示による対策

遠慮からナースコールを押さない患者に対し、「動く時は必ず看護師を呼んでください」という直球のメッセー
ジよりも「動く時、必ず呼んでね、遠慮せず」という変化球のメッセージの方が心に響く。

(4) 否定型でなく肯定型で ―Don'tからLet'sでメッセージを伝える―

転倒は患者が自発的に動こうとして生じる場合が多い。転びやすい患者に対し、われわれ医療者は転倒させないように抑制をしたり、「看護師が来るまで動かないで！」と否定命令型（Don't）で転倒予防のメッセージを伝えることも少なくない。先に述べたように、転倒はマイナスのイメージが大きい。だからこそ患者も家族もわれわれ医療者も笑顔になるような対策を考えるべきである。そのためには否定型でなく、肯定型でメッセージを伝えるとよい。たとえば、「早めにトイレに行こうね」「動く時は車いすのブレーキをかけようね」等と伝える。また、転びやすい患者が転倒しなかったら、「今日は転ばなかったね」と転ばなかったことを評価することもよい方法である。「転ばないで！」よりは、「安全に動ける方法を共に考える」こと、すなわちDon'tよりLet'sで声をかけてほしい。

(5) スタッフも楽しめるエッセンスを加えよう

ただ真面目に転倒予防の研究を遂行するだけでなく、楽しめるエッセンスを加えるとよい。自分たちも楽しくないと長続きしない。たとえばチームのネーミングやロゴを考えるのも楽しい。

> **▶ チームづくりにおける禁忌**
>
> 強要しない。義務付けない。厳格にしない。
> 転倒予防の新たなアイディアは、ミーティングでのたわいもない会話や自由な発想から生まれた。厳しい雰囲気をつくらず「ゆるゆる」でいくことも大切である。形式ばった会議でなくトークタイムも重要だと考える。

当院転倒予防チームの「チーム1010-4（てんとうぼうし）」というネーミングは、QC活動に参加する際、チーム全員で考えた。皆が案を出し、投票で決定した。

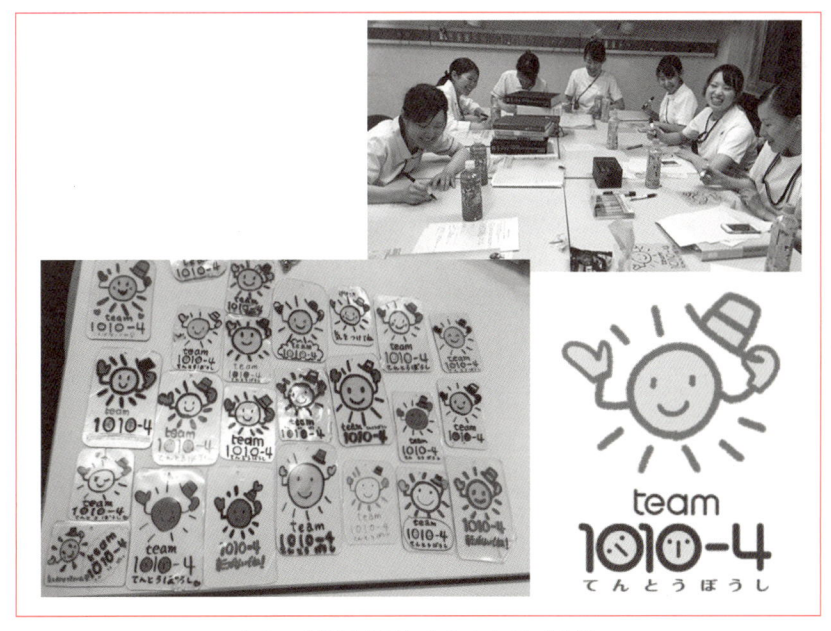

図5 「転ばんモン」のお守りづくり

転倒しやすい患者さんに、「転ばないで！」という願いをこめて、チームのキャラクターである「転ばんモン」のお守りづくりを行った。個性豊かな'転ばないお守り'ができ上がった。

▶ **チームづくりで困ったこと**

チーム1010-4は、院内の正式な組織ではない。多職種からなるチームをつくる際、各職場長に「転倒予防に興味のあるスタッフをお願いします」と頼んでいるが、正式な組織ではないため、理解を示してもらえない職場長もあった。

またチームのロゴマークのネーミング「転ばんモン」も皆でアイディアを出し、これも多数決で決定した。「転ばない」という決意とゆるキャラを意識した名称が選ばれた。最近では、転びやすい患者さんに「転ばないで！」というメッセージを伝えるために、「転ばんモン」のお守りを皆で作成した（図5）。患者を想い、お守りをつくるのは

スタッフにとって大変楽しい時間であった。お守りを杖や車いすにつけて下さる方が多く、お守りが患者と転倒についての会話のきっかけとなり、具体的に注意してほしいことを伝えられるという複数のメリットが得られた。

文　　献

1) 村井敦子, 細井夏実, 山之内香帆, 他：図説「転倒予防」シリーズ No.8 医療スタッフに対する転倒予防トレーニング―スタッフ教育と転倒予防効果の検証―. 医療 **69**：403-406, 2015
2) 饗場郁子：図説「転倒予防」シリーズ No.1 患者・家族参加型転倒予防対策. 医療 **69**：38-41, 2015
3) 饗場郁子, 城所智子, 村井敦子, 他：図説「転倒予防」シリーズ No.9 自作川柳による転倒予防啓発活動―川柳で 転倒予防の 策つたえ！―. 医療 **69**：448-453, 2015

2章

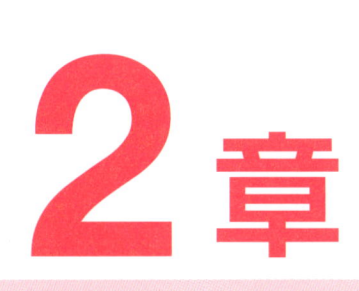

転倒予防チームを構成する 各専門職の視点と役割

1 医師

国立病院機構 東名古屋病院 神経内科 **饗場 郁子**
同 整形外科 **金子 真理子**
同 歯科口腔外科 **奥村 秀則**

Point

- 医師は転倒予防チームのkey personである。
- 医師は患者の病態を把握し、転倒に関連する要因を分析し、治療介入を行う。
- 医師は骨折から学んだことを転倒予防に活かし、骨粗鬆症について啓発する。
- 医師は積極的に低栄養、サルコペニア、摂食機能の評価を行う。
- 転倒予防について医師は患者を励ます視点で転倒予防に介入しよう。

転倒には身体要因、環境要因等、様々な要因が関与している（図）。転倒を予防するには、これらの要因に対し多面的な介入をする必要がある。そのためには医師、看護、リハビリ、薬剤、栄養等、多職種が専門性を持って、それぞれの立場から積極的に患者に介入していくことが求められる。医師は転倒予防チームをつくる場合必ずしもリーダーである必要はないが、key personである。

医師は、個々の患者の病態を把握し、転倒に関する多様な要因について分析する役割を担う。特に高齢者は複数の疾患を有する場合が多く、身体要因だけでも複数の要因を持っている場合が多い。転倒に関連する病態を把握できると、各々に対する治療介入につながる。

転倒予防に関する病態評価と介入、転倒による外傷治療、また最近のトピックスである栄養介入

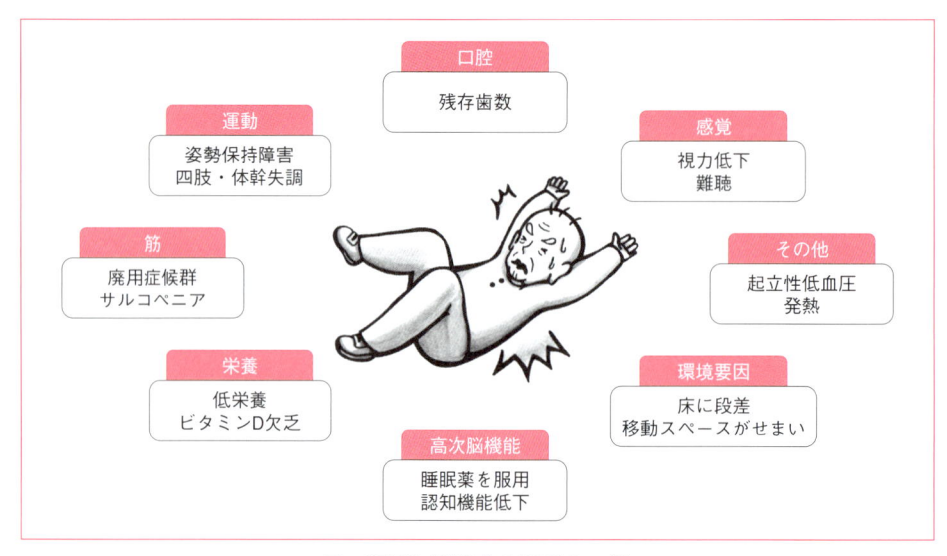

図 転倒に関連する要因の一例

1回の転倒には様々な要因が関連する。疾患の特徴を把握し、転倒に関連する所見を見い出し、それらを可能な限り最小限になるよう治療介入を行うのが医師の最大の役割である。

JCOPY 88002-767

について医師の視点と役割について述べる。

 病態評価・介入の視点 饗場郁子

医師は患者の症候を把握し、必要な検査を施行後、診断および治療を行う。これら診療の中で、転倒に関連する所見を見い出し、それらを可能な限り最小限になるよう治療するのが医師の最大の役割である。

❶ 身体要因に対する評価・介入

たとえば、パーキンソン病の場合、転倒に関連する身体要因として、姿勢保持障害（バランスを崩した時に立て直せない）、姿勢異常（体が前に傾いたり、側方に傾く）、すくみ足（歩き出す時、方向を変える時に1歩目を踏み出せない）、動作が少なくなることによる廃用症候群、起立性低血圧等が挙げられる。これらの中には、運動介入により改善を期待できる要因と薬剤により治療できる要因があり、それぞれに対し治療・介入を行う。

❷ 環境要因に対する評価・介入

パーキンソン病の場合、環境要因に関しては、視覚的に狭いとすくみ足が出やすいのでできるだけ床を広くしておく、ベッド周囲もできるだけ広いスペースを確保する等、疾患の特徴を把握した環境整備が必要である。また前頭葉障害のある疾患、たとえば進行性核上性麻痺等の場合は、把握反射や視性探索反応が出現するため、目の前にあるものに手が伸び、つかもうとして転倒が生じる。これらに対する対策は、患者の興味を引きそうなものは片付けてしまうか、安全に手の届く位置にまとめて設置する。このように環境整備も疾患の特徴を考慮する必要があるが、これらは医師の視点がkey pointとなる。

❸ 病態変化の把握

患者の病態は刻々と変化するものである。ふだんは移動動作に問題のない患者でも、合併症を起こしたり、症状の進行と共に転倒に関連する要因も変化する。その時々の病態により、対策を見直

す必要が生じる。病態変化を把握し転倒予防に活かすのも医師の大切な役割である。

 **外傷治療の視点** 金子真理子

整形外科医から見た転倒予防について述べる。

転倒予防の最終的な目的は、骨折等の重篤な外傷を未然に防ぐことである。整形外科医は外傷治療のスペシャリストであり、転倒と深くかかわっているが、どうしても治療に目が行き、予防にまで手が回らないのが現実である。整形外科医は、骨折後の患者がどのような経過・転帰をたどるかということを最もよく知る立場であり、研究の結果明らかになっていることを患者にフィードバックすることが最大の役割である。

❶ 骨折するには訳がある

高齢者の転倒による骨折は、受傷した時点ですでに肺炎等、合併症を有していることをしばしば経験する。特に手術が必要な骨折の場合は、その病態をただちに把握することがその後の治療の成否につながるため重要である。病状の一時的な変化が転倒リスクの変化に直結することを意味している。

❷ 受傷機転から学ぶもの

骨折について問診する場合、受傷機転を必ず聴取し、骨折の病態把握につなげることが重要である。また、逆に骨折部位や骨折型からどのように転倒したかを推測することが可能である。それらを転倒予防に活かすことが大切である。

❸ 骨折の予後と骨粗鬆症の啓発

大腿骨近位部骨折の生命予後は、1年後の死亡率が11～30％と報告されており、また移動能力の低下をきたしやすい[1]。予後を改善するために整形外科医は日々努力しているが、簡単には解決できない問題である。また、「私は転び方が上手だから転んでも骨折しない」という患者の言葉をしばしば耳にする一方で、転倒し骨折した患者は、「どうしてあの程度の転び方で骨折してし

まったのか」と後悔する。自信過剰は禁物であることを患者に伝える必要がある。

一般住民の骨粗鬆症（大腿骨頸部）の有病率は40歳以上の女性の26.5%とされるが[2]、症状のない「沈黙の疾患」であり、治療率は推計15%と非常に低い[3]。これら骨折の予後と骨粗鬆症について啓発することも整形外科医の役割である。

❹ 骨折を予防することによる経済効果

脊椎骨折の治療費は平均78万円程度、大腿骨近位部骨折の治療費は平均140〜147万円と報告されている[4]。発生率と治療費用から骨粗鬆症性骨折に要する費用は年間1兆円弱と推計されており、高齢者人口の増加に伴って、今後その費用はさらに増大するものと予想される[4]。治療を担う立場から医療経済的な視点も重要と考える。

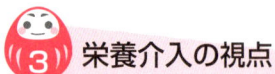

③ 栄養介入の視点

奥村秀則

転倒を予防するためには、栄養介入の視点も欠かせない。

❶ 低栄養

オランダの高齢者を対象とした研究で、低栄養高齢者は日常活動性の差異によらず、栄養状態のよい高齢者より1.78倍転倒しやすいこと、低栄養でも栄養指導を受けている高齢者は、転倒の割合が少ない傾向にあることが報告されている[5]。

❷ 筋機能

加齢による筋肉量の減少を意味するサルコペニアという用語が、1989年に提唱され、2010年のEuropean Working Group on Sarcopenia in Old Peopleのコンセンサスで、「進行性、全身性に認める筋肉量低下と筋力低下であり、身体機能障害、QOL低下、死のリスクを伴う」と定義された。イタリアの80歳以上の住民を対象とした研究では、サルコペニアの人は、非サルコペニアの人に比べて転倒のリスクが3.23倍高まることが報告されている[6]。

❸ 残存歯数

残存歯数と転倒の関連について、過去1年間に転倒経験のない65歳以上の愛知県の住民を対象としたコホート研究によれば、性別、年齢、うつの有無等にかかわらず、残存歯数が19本以下で義歯を使用していない人は、20本以上ある人に比べて転倒リスクが2.50倍高くなることが示されている。また、残存歯数が19本以下でも義歯を入れている人の転倒リスクは1.36倍で、義歯を使用することで転倒リスクが約半分に抑制される可能性も示唆されている[7]。

❹ 評価と介入方法

上記のように栄養、筋機能、残存歯数は転倒と密接に関連し、それぞれの視点から介入することが可能である。疾患の治療に加えて、栄養状態、サルコペニア、摂食機能評価を行う。栄養評価としては、MNA-SF（Mini Nutritional Assessment-Short Form）、SGA（Subjective Global Assessment）、BMI（Body Mass Index）、アルブミン値等、サルコペニアの評価には、筋力（握力）、歩行速度、筋肉量等、摂食機能評価としては、残存歯数、咬合状態、義歯の適合、嚥下機能等がある。それらの評価をもとに、エネルギー必要量を算出し、食形態やたんぱく合成に有効とされる分岐鎖アミノ酸やビタミンD等の付加も検討する。運動、リハビリテーションを行う時には、必ず栄養管理を同時に行う。そして、栄養摂取の入口である歯の状態、摂食嚥下機能の維持も忘れてはならない。

まとめ

臨床現場では転倒に直面するのは看護師が圧倒的に多く、看護師がヒヤリ・ハット報告（インシデントレポート）を記載する場合がほとんどである。転倒の研究も多くは看護研究として行われており、転倒に積極的にかかわろうとしない医師もいるのが現状である。しかし、上述のように「医師は転倒予防のkey person」であり、患者に転倒予防対策を他職種が説明しても納得しない場合、医師が患者に説明すると了解してもらえる場合が

ある。医師は「転倒予防について患者を励ますことが転倒予防になる」ことを自覚すべきである。

文　献

1）日本整形外科学会診療ガイドライン委員会，大腿骨頚部/転子部骨折ガイドライン策定委員会 編：大腿骨頚部/転子部骨折診療ガイドライン．南江堂，東京，p113-114, 2005
2）骨粗鬆症の予防と治療ガイドライン作成委員会 編：骨粗鬆症の予防と治療ガイドライン2011年版．ライフサイエンス出版，東京，p4-5, 2011
3）Hagino H, Sawaguchi T, Endo N, et al. : The risk of a second hip fracture in patients after their first hip fracture. Calcif Tissue Int **90** : 14-21, 2012
4）原田　敦,松井康素,竹村真里枝, 他：骨粗鬆症の医療経済 —疫学，費用と介入法別費用・効用分析—. 日老医誌 **42** : 596-608, 2005
5）Neyens J, Halfens R, Spreeuwenberg M, et al. : Malnutrition is associated with an increased risk of falls and impaired activity in elderly patients in Dutch residential long-term care（LTC）: a cross-sectional study. Arch Gerontol Geriatr **56** : 265-269, 2013
6）Landi F, Liperoti R, Russo A, et al. : Sarcopenia as a risk factor for falls in elderly individuals: results from the ilSIRENTE study. Clin Nutr **31** : 652-658, 2012
7）Yamamoto T, Kondo K, Misawa J, et al. : Dental status and incident falls among older Japanese: a prospective cohort study. BMJ Open **2** : e001262, 2012

2 看護師

浜松医科大学 臨床看護学講座　**鈴木 みずえ**

Point

- 看護師は生活上の転倒リスクのアセスメントと転倒予防のケア実践が期待されている。
- 看護師は転倒予防アセスメントツールを用いてハイリスク患者を確定する。
- さらに、看護師は患者の生活の中で転倒予防するための直接的なケアを実践する。
- 患者・家族に対して転倒予防に関する安全教育等を実施してセルフケア能力を高める。
- 転倒予防チームにおいては多職種間のコーディネーター等の役割を果たしている。

近年、わが国の高齢化率は25％を超え、後期高齢者や認知症高齢者の増加が懸念されている。転倒は加齢に伴うフレイル（虚弱）に関連して発生し、サルコペニア（加齢による筋肉減少）を引き起こして高齢者の生活を脅かし、QOLを低下させる。転倒・転落による事故死亡者数[1] は現在増加の傾向にあり、特に高齢者はその大半を占めている。高齢者の転倒は寝たきり等の要介護状態の原因の1つでもあり、自立機能や健康寿命を低下させる等、高齢者の生活を脅かす大きな要因である。地域の在宅高齢者に対する転倒予防は、運動、環境整備のアプローチが効果的であることが実証されている。看護師が実践する転倒予防は高齢患者や要介護高齢者に対する生活上の転倒予防であるが、病院・高齢者施設の高齢者は様々な転倒リスクを抱えながら集団で生活していることから転倒予防は大きな課題となっている。

看護師の転倒予防における役割

看護師は病院や地域において医師の診療の補助、療養上の世話を担う職種であり、患者の安全を積極的に守る立場から生活上で起こりやすい転倒を予防するための援助が期待されてきた。看護師が行う転倒予防には大きく2種類ある。まず第一は転倒を予測するために開発された転倒予防アセスメントツールを用いてハイリスク患者を確定

するための転倒リスク評価、第二に転倒の発生から患者を予防するための転倒予防ケアの実践である。事前に転倒の可能性の高い転倒ハイリスク者を確定すれば効果的な転倒予防が可能となる。高齢者施設や病院の転倒リスクアセスメントツールが開発され、看護実践において活用されている。

看護ケアの質指標としての転倒

看護師は転倒や受傷リスクのある患者を特定し、転倒予防の対策を考案してリスクを最小限にしたり、日常のケアを通じて患者の転倒リスクを最小限にする責任を担っている。Zimmerman[2] はナーシングホームのケアの質の向上のためのMinimum data set と Resident Asessment Protocols を用いた質指標のための20項目を挙げており、転倒に関して入所者特性として「30日間の転倒」「180日間の転倒」、施設特性として、「新規入居者に占める過去30日間に転倒した割合」「外傷のないすべての転倒」が含まれている。日本看護協会では、看護職が健康で安心して働き続けられる環境整備と看護の質向上をめざして、2012年度より「労働と看護の質向上のためのデータベース（DiNQL）事業」に取り組んでいる（**表1**）。ここでは、指標として入院患者の転倒・転落発生率だけではなく、負傷発生率、転倒・転落予防ケアの総研修時間、研修の参加者割合、備品、患者教

**表1 日本看護協会 労働と看護の質向上のための
データベース DiNQL**

1	転倒・転落予防ケアに関する総研修時間
2	転倒・転落予防に関する研修への年間のべ参加者の割合
3	転倒・転落防止のための備品
4	転倒・転落に関する患者教育
5	転倒・転落に関する危険因子の評価を実施した患者の割合
6	定期的な転倒・転落リスクアセスメント
7	入院患者の転倒・転落発生率
8	入院患者の転倒・転落による負傷発生率

育、危険因子の評価を実施した患者の割合、定期的な転倒・転落リスクアセスメントが含まれている[3]。これは転倒予防の効果が転倒・転落発生率だけで評価できないために研修や転倒リスク評価の実施状況も含めて評価している。

③ 転倒予防リスクアセスメント

移動・バランス能力、認知機能、排泄機能、疾患（脳血管障害後遺症、膝関節症等）、薬剤の副作用等が転倒のリスクであり、転倒を起こす危険性が高い。転倒リスクアセスメントツール（**表2**）は、転倒リスクの中でも転倒リスクを効果的に予測できる項目を組み合わせた包括的な転倒リスク評価である[4]。歩行機能障害に関する転倒リスクがある場合、適切な歩行補助具の使用や適切な見守りや介助、歩行機能訓練等のケアが実施されていれば効果的な転倒予防も可能となる。転倒リスクアセスメントツールにおける転倒のリスクとして挙げられた項目を分析しているが、最も多いのは精神症状、認知機能障害、転倒歴、可動性障害の順であり、認知症等による徘徊、焦燥、混乱等の精神症状はどのツールでも転倒リスクに含まれていた。わが国では日本看護協会[5]や東京都[4]等が普及に努めたもので各病院の実情に合わせて修正して使用されている。

④ 看護師の視点と役割

高齢者施設や病院において転倒予防は重要な位置づけにある。しかしながら、有効な看護介入方

法が解明されてはおらず、まだ転倒リスクマネジメントがその主流であり、看護師の地道な取り組みが必要とされる。以前は簡便な方法として、ベッド柵等の拘束も使用されていたが、死亡事故や外傷等を誘発していたことから、身体抑制をいかに減少させるかについても課題となっている。転倒予防看護ケアの大きなポイントは、転倒リスクに対応するための独自の転倒プログラムや介入方法の情報共有やシステム化である。看護師による転倒予防の視点と役割を下記に挙げた。

❶ 看護師の転倒リスクマネジメント

寺井ら[6]は看護師の転倒リスクマネジメント力には、【転倒防止に必要な看護師の態度】を基盤とした【転倒リスクの予測】、【患者に合わせた転倒防止策の決定】、【転倒防止策を実行する力】と患者・家族を含めたチームで転倒を防止するための【患者・家族・看護師・自己に対する教育力】と【協働する力】が必要であること述べている（**図1**）。特に転倒リスクマネジメントプロセスは【転倒防止に必要な看護師の態度】を基盤とし、「転倒防止の基本的な知識がある」に影響を受けていることから、看護師の転倒予防に対する専門的な知識の重要性を示唆している。

❷ 転倒リスクアセスメントを基盤とした PDCAサイクル

転倒リスクアセスメントツールであるが、実際の介入においては、効果的に転倒ハイリスク者の確定に使用し、ケアプラン、評価、実践のPDCAサイクル（Plan：計画、Do：実行、Check：評価、Act：改善）を展開し、情報を共有してケアプランにつなげる。また、実際にどのようにケアプランを実施しているか評価し、さらには再アセスメントにつなげる必要がある。

❸ 安全な生活環境の保持

転倒が最も多発するのは病室等の生活環境である。ベッドの高さ、適切な柵の使用、ベッド周囲の床頭台の位置等も検討する必要がある。点滴、バルンカテーテル等を使用し移動動作が伴う患者

表2 転倒・転落アセスメントスコアシート（例）

大塚病院　身体損傷、転倒・転落アセスメントツール

分　類	特徴（危険因子）	評価スコア	患者評価日		
			入院時 /	2回目 /	3回目 /
A：年齢	70歳以上、9歳以下	2			
B：既往歴	転倒したことがある 転落したことがある 過去に、不穏・自己抜去した経験がある 失神・痙攣・脱力感	2			
C：身体的機能障害	視力障害 聴力障害 麻痺 しびれ（感覚障害） 骨・関節の異常（拘縮、変形等） 筋力の低下 ふらつき 突進歩行 その他（　　　　　　　　　　　）	3			
D：精神的機能障害	意識混濁 見当識障害 認知症 判断力・理解力・注意力の低下 操状態 不穏行動（多動・徘徊） その他（　　　　　　　　　　　）	4			
E：活動状況	車いす・杖・歩行器を使用 移動時介助 姿勢の異常 寝たきりの状態 付属品：点滴類、胃管、ドレーン類 その他（　　　　　　　　　　　）	4			
F：薬剤	麻薬 解熱鎮痛薬 抗不安薬・睡眠薬 向精神薬（睡眠薬除く） 降圧・利尿薬 血糖降下薬 抗パーキンソン薬 完腸緩下薬 抗がん薬 抗血小板薬・抗凝固薬 多剤併用（上記薬剤の中の併用） その他（　　　　　　　　　　　）	各1			
G：排泄	頻尿 夜間トイレに起きる トイレ介助が必要 排世行動に時間がかかる 尿・便失禁がある その他（　　　　　　　　　　　）	各1			
合　計					
危　険　度					

・当日の担当看護師が評価を行う

・該当する項目をクリックする

・評価は入院時、患者の状態が大きく変化した時、転倒事故を起こした時に行う

・再評価の必要が考えられる時に行う

・A～Eまではひとくくりで点数加算する

・F～Gは1項目ごとに点数加算する

0～7→危険度Ⅰ…身体損傷・転倒・転落の司能性がある

8～16→危険度Ⅱ…身体損傷・転倒・転落の危険性がある

17以上→危険度Ⅲ…身体損傷・転倒・転落をよく起こす

（東京都病院経営本部：転倒・転落防止マニュアル（予防から対応まで）.（http://www.byouin.metro.tokyo.jp/hokoku/anzen/documents/jikoyobo0800.pdf）[5] より引用）

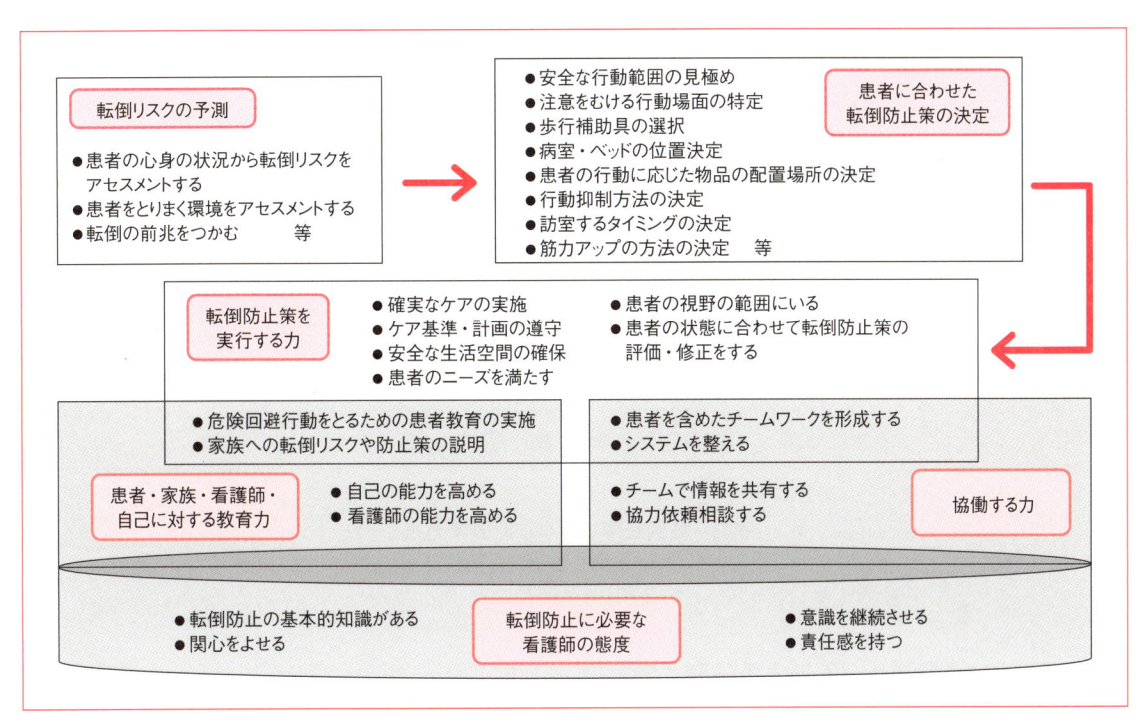

図1　転倒リスクマネジメント力の6つの構成概念と構造

凡例：[　]内は構成概念を示す。図中の[　]以外は、転倒リスクマネジメント力の要素を示す。
（寺井梨恵子，丸岡直子，宮西佳代子：看護師の転倒リスクマネジメント力の構成概念とその構造．石川看護雑誌 6：99-106, 2009[6] より
引用）

は、特に個別の状況に合わせた独自の環境整備が
必要である。

❹ 歩行と可動性の保持

　患者は安静により廃用症候群となり、起立性低
血圧、下肢筋力の低下、精神安定薬・睡眠薬の内
服等、治療に関係した身体のふらつきやバランス
障害を起こしやすい。歩行補助具や車いすの使用
も含めて、高齢者の歩行と可動性の維持について
歩行訓練や立ち上がり訓練等をケアに盛り込む必
要性がある。過剰なケアは自立性の喪失や依存を
助長する可能性も高く、どこまでの援助や見守り
が必要かは多職種チーム全体で共有する必要があ
る。

❺ 安全な排泄の可能性

　夜間の排泄時に転倒が多いことが報告されてお
り、その8割は排泄障害を併発している。特に歩
行障害や認知機能の低下がある高齢者には適切な

排泄ケアが必要である。排泄ケアのスペシャリス
トによって58％の転倒が減少したと報告されて
おり[7]、後期高齢者および認知症等を併発してい
る高齢者に対しては、排泄誘導、排泄介助に関す
る適切なケアが転倒予防につながる。

❻ 患者・家族・スタッフ教育

　認知機能の良好な高齢者では患者および家族の
教育は有効であり、転倒予防に関する安全教育等
を実施してセルフケア能力を高めることは在宅療
養における転倒も予防可能となる。しかし、認知
症高齢者の転倒は認知症に関連した症状が転倒
リスクとなることが多いが、その場合は認知症の
専門知識に関するスタッフ教育が効果的である。
パーキンソン病も独特の姿勢・歩行障害のために
転倒しやすいが、疾患に特有な状況に関連した転
倒は、疾患の症状等も含めた教育が効果的である。

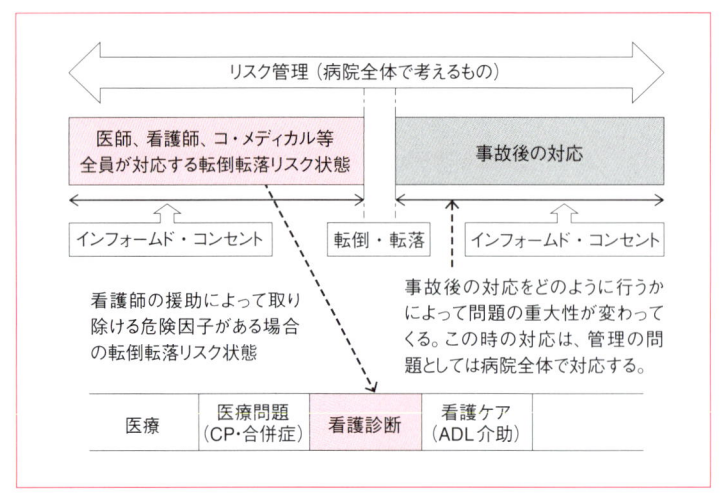

図2　転倒転落リスク状態の考え方

（ヘザー・ハードマン 編, 日本看護診断学会 監訳：NANDA-I 看護診断―定義と分類
2012-2014. 医学書院, 東京, p262, 2012[8]）より引用）

❼ 組織および多職種チームによる体制と看護師の役割

　図2に北米看護診断協会（the North American Nursing Diagnosis Association：NANDA）の看護診断の「転倒転落リスク状態」を挙げる[8]。「転倒転落リスク状態」は身体に害のある転倒や転落が起こる、または起こす危険のある状態として、病院等組織全体でシステムを構築し、予防する必要がある。転倒予防は、ケアを提供する看護師のみの研究だけではなく、健康障害、治療、薬物の副作用等も関連していることから医師、運動療法等の関係から理学療法士等も多職種連携して転倒予防に対応策を進める必要がある。看護師は転倒予防において直接的なケアやコーディネーター等がその重要な役割を果たしている。それぞれの専門性を尊重した多職種アプローチが必要である。日本骨粗鬆症学会が中心となって，「骨粗鬆症リエゾンサービス（Osteoporosis Liaison Service：OLS）」という医療システムを提唱している。リエゾンとは、「連絡係」を意味するフランス語であるが、骨粗鬆症リエゾンサービスは医師および多職種のメディカルスタッフが，相互に連携しながら骨粗鬆症の予防と改善および骨折防止に取り組むことである。転倒予防にもリエゾンサービスが必要であり、高齢者看護の経験豊富な看護師、老人看護専門看護師、認知症看護認定看護師等が転倒リスクマネージャーとなり、連絡係として専門性を果たすことができる。

文　　献

1) 厚生労働省：人口動態統計. (http://www.mhlw.go.jp/toukei/list/dl/81-1a2.pdf)

2) Zimmerman DR : Improving nursing home quality of care through outcomes data: the MDS quality indicators. Int J Geriatr Psychiatry **18**（3）: 250-257, 2003

3) 岩澤由子：労働と看護の質向上のためのデータベース（DiNQL）事業について 2-1(1) 労働と看護の質向上のためのデータベース（DiNQL）事業の全体像. 看護 **66**（8）: 16-22, 2014

4) 東京都病院経営本部：転倒・転落防止マニュアル（予防から対応まで）. (http://www.byouin.metro.tokyo.jp/hokoku/anzen/documents/jikoyobo0800.pdf)

5) 日本看護協会 医療・看護安全管理情報：転倒・転落による事故を防ぐ. (https://www.nurse.or.jp/nursing/practice/anzen/pdf/no_9.pdf)

6) 寺井梨恵子, 丸岡直子, 宮西佳代子：看護師の転倒リスクマネジメント力の構成概念とその構造. 石川看護雑誌 **6** : 99-106, 2009

7) Klay M, Marfy K : Use of a continence nurse specialist in an extended care faclility. Urologic Nursing **25**（2）: 101-102, 107-108, 2005

8) ヘザー・ハードマン 編, 日本看護診断学会 監訳：NANDA-I看護診断―定義と分類 2012-2014. 医学書院, 東京, p262, 2012

3 保健師

浜松医科大学 臨床看護学講座 **鈴木 みずえ**

Point

- 保健師は高齢者の要介護状態を予防するための転倒予防教室を実施している。
- 地域の高齢者の日常生活における転倒予防のための安全行動を強化する。
- 転倒予防教室の運動を日常生活においても習慣化できるように個別指導を行う。
- 転倒予防教室の効果評価のために介入前後で評価を実施し、その有効性を分析する。
- 効果評価を高齢者にフィードバックし、さらに継続できるようにエンパワメントする。

　高齢者は加齢による心身機能の低下に伴って転倒を引き起こしやすい。近年、高齢者の移動能力に着目したロコモティブシンドローム（locomotive syndrome）[1]、高齢者の加齢に対する徴候を筋力や活動量の低下とするフレイル（frailty）[2]、骨格筋量および骨格筋力の低下を特徴とするサルコペニア（sarcopenia）[3]等も注目されている。保健師は人々の健康の維持・増進や健康障害からの回復を目的に、その人独自の生活や生き方を踏まえ、様々な場面で保健活動を地域で展開する専門職である。特に地域で暮らす健常な高齢者の保健指導、独居高齢者への家庭訪問、健常な高齢者からハイリスク高齢者への要介護状態を予防するための転倒予防教室等を実施している。ロコモティブシンドローム、フレイルやサルコペニアは高齢者の転倒予防と深く関連しており、これらの新しい概念も踏まえて健常な高齢者の段階からの早期の転倒予防に関する保健活動の展開が期待されている。

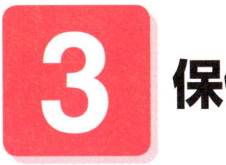 高齢者の新しい概念と保健師の役割

　現在、高齢者に対する新しい概念が使用されるようになった。日本整形外科学会が、2007年に提唱したロコモティブシンドロームは運動器の障害のために移動（歩行）機能の低下をきたした状態[1]をいう。ロコモティブシンドロームは図1

に示したような要介護状態の始まりの高齢者に認められる疼痛や可動域の制限、筋力の低下、バランス機能の低下に伴う移動機能の低下に着目している。2014年、日本老年医学会は高齢者が筋力や活動量が低下している状態（虚弱）をフレイル[2]と呼ぶことを提唱した（表1）。高齢者が要介護状態に陥る過程には意図しない衰弱、筋力の低下、活動性の低下、認知機能の低下、精神活動の低下等、健康障害を起こしやすい脆弱な状態（中段階的な段階）を経ることが多く、これらの状態において、転倒が起こりやすい。さらにサルコペニア[3]も注目されているが、進行性および全身性の骨格

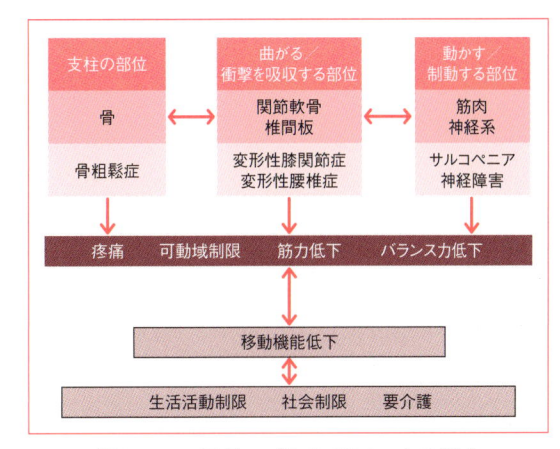

図1　ロコモティブシンドロームの概念
（中村耕三：ロコモ評価方法策定の意義と今後の展開. 日整会誌 89（5）：361-364, 2015[1] より引用）

表1　新しい高齢者の加齢に伴う身体徴候の概念

ロコモティブ シンドローム	2007年、日本整形外科学会が超高齢社会を迎えたわが国の未来を見据え、提唱した概念。筋肉や骨、関節、軟骨、椎間板といった運動器の障害によって移動機能の低下をきたして、要介護になったり、要介護になる危険の高い状態になったりすることを「ロコモティブシンドローム（和名：運動器症候群）」と呼ぶ。
サルコペニア	1989年に Irwin Rosenberg 氏によって提唱された概念。加齢に伴って筋肉が減少する老年症候群の1つ。握力や歩行速度の低下等、機能的な側面も含まれている。
フレイル	高齢期に様々な生理的予備力の低下によってストレスに対する脆弱性が増大し、重篤な健康障害（障害、施設入所、死亡等）を起こしやすい状態。

筋量および骨格筋力の低下を特徴とする症候群であり、老年症候群の1つである。サルコペニアが進行すると転倒、活動度低下が生じやすくなり、要介護状態につながる可能性が高くなる。老年医学や整形外科学の分野で高齢者に対する病気の予防から老年期の兆候の予防へと発展している。これらの新しい概念を用いた地域の保健活動として、健常な段階から高齢者の移動機能の低下、全身機能の低下に着目した転倒予防対策が求められる。

② 高齢者に対する政策や動向と 転倒予防に関する看護の課題

　2006年4月、わが国では介護保険制度の改定に伴い、予防重視のシステムとして介護予防事業の体制整備が図られ「地域支援事業（介護予防事業）」として、新予防給付が取り入れられた。一般高齢者施策はポピュレーションアプローチであり、介護予防に関するスクリーニング、介護予防に関する知識の普及や実践しようとする地域住民に機会や場の提供を行っている。スクリーニングの結果得られたハイリスク者に対するアプローチとして転倒予防教室等が実践されている。転倒予防に関しては「運動器の機能向上」として地域包括支援センターを通して実施され、転倒の頻度と合わせて転倒リスク改善の効果評価等も実施することで効果的な予防活動が実践できると期待されている。さらに2015年度の介護保険制度の改定では地域の自主性や主体性に基づき、地域の特性に応じた地域包括ケアシステム[4]の構築をめざしている。そのために転倒予防も地域の住民組織、高齢者の自主活動やボランティア活動に組み入

れ、転倒予防のための運動や生活習慣の維持、住宅環境の整備等をセルフケアの一貫として位置づける必要がある。

③ 転倒に関連した高齢者保健の課題

　転倒に関連した高齢者保健上の課題を図2に示した。75歳以上の後期高齢者では、加齢の兆候が出現すると共に老年症候群が認められるようになる。フレイルは、高齢期に様々な生理的予備力の低下によってストレスに対する脆弱性が増大し、重篤な健康障害（障害、施設入所、死亡等）を起こしやすい状態であり、さらにロコモティブシンドロームは移動能力、サルコペニアはフレイルの中核をなす骨格筋量と骨格筋力の低下でもある[5]。このような状況から転倒を起こしやすく、転倒を起こした場合、疾患のハイリスクになるばかりではなく、さらに骨折、ADL依存、長期入

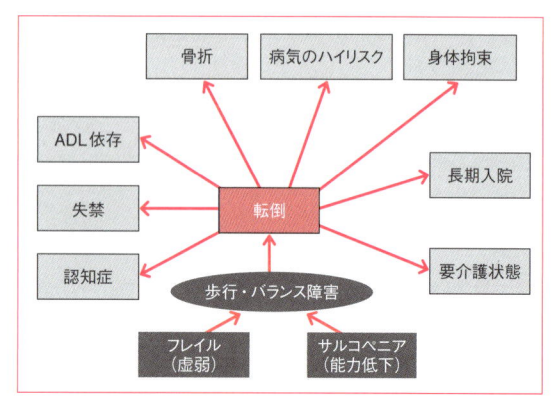

図2　転倒に関連した高齢者保健の課題

フレイルは健康と病気の「中間的な段階」で、高齢になって筋力や活力が衰えた段階。高齢になるにつれて筋力が衰える現象は「サルコペニア」と呼ばれ、さらに生活機能が全般的に低くなる。

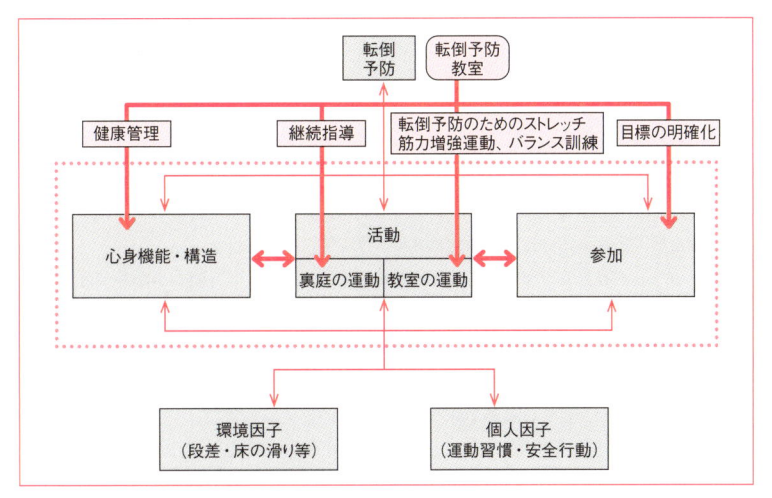

図3　ICFの生活機能モデルを用いた転倒予防教室

院、介護保険施設入所等を起こしやすいのが現状である。特に転倒はフレイルを基盤に初期の段階で起こりやすく、他の老年症候群に先行して起こりやすいことから、転倒を予防することで要介護状態への進行を阻止することにもつながる。

地域包括ケアシステムにおける転倒予防教室の現状と課題（4）

現在の転倒予防教室といわれているものは、要介護者に対する介護保険サービスの通所サービスのデイケア・デイサービス、訪問機能訓練等の様々な事業に展開されている。今後の介護保険制度の改正によって、地域包括ケアにおける独自の取り組みとして要介護状況になる前からの統一的な介護予防のマネジメントを行い、市町村が責任主体となった保健師等の支援活動がますます強化されることが期待される。

現在、転倒予防教室では、生活・人生の向上を求めたものであり、ニーズに応じたケアプランの導入が求められている。国際生活機能分類（ICF）の概念は、生活や人生に着目し、利用者の自己決定権尊重、主体的参加を重視した考え方であり[6]、この考え方は転倒予防にも応用できる（図3）。ICFの概念による「心身機能・構造」「活動」「参加」の3領域に働きかけることで、転倒予防を展

開することができる。

保健師は、対象集団の特性を把握すると共に、参加する高齢者個人の健康状態をアセスメントし、転倒予防教室への参加を支援することや、高齢者が日常生活においてどのように運動を取り入れるかの動機付けを行う等、地域の高齢者の日常生活に密着した支援活動が期待される。健康運動指導士、理学療法士、作業療法士、医師、栄養士、薬剤師と連携しながら、運動療法、作業療法、栄養、内服薬等からも転倒予防のアプローチの指導を実践させていく必要がある。

転倒予防教室における保健指導の具体的な保健師の役割を表2に示した。

まとめ

保健師は人々の健康の維持・増進や健康障害からの回復を目的にその人独自の生活や生き方を踏まえて、様々な場面で転倒予防に関する支援活動を展開している。転倒予防は超高齢社会のわが国では地域包括ケアシステムにおける高齢者の大きな課題の1つである。今後は、転倒予防に関する看護職の独自の専門性を構築する必要がある。さらには、地域においては転倒予防にもリエゾンサービスが必要であり、高齢者看護の経験豊富な看護師、老人看護専門看護師、認知症看護認定看護師等が転倒リスクマネージャーとなり、生活の

表2 転倒予防教室における保健師の役割

1. 高齢者の健康障害、日常生活動作（ADL）、転倒リスクをアセスメントし、転倒予防教室に参加が可能であるかを明らかにする。

2. 高齢者が自ら転倒予防教室に参加するように意思決定を支援する。

3. 高齢者個人の健康障害、転倒リスクから集団および個人の転倒予防に関する目標を設定し、教室の運動プログラム、保健指導を立案・実施する。

4. 高齢者にとって安全でかつ、継続して自宅でも行えるような運動を指導する。

5. 転倒予防教室の体操・運動を日常生活においても習慣化できるように個別指導を行う。

6. グループにおける集団プログラムのグループダイナミクスの活用と個人の健康状態と個別の運動プログラムの頻度や強度について検討する。

7. 日常生活における転倒予防のための安全行動（安全な歩行、動作、服装等）を強化する。

8. 目標に合った効果評価が測定できるように介入前後で評価を実施し、その有効性を分析する。

9. 効果評価を高齢者にフィードバックし、さらに継続できるようにエンパワメントする。

側面からの看護支援を展開することができる。

文　献

1）中村耕三：ロコモ評価方法策定の意義と今後の展開. 日整会誌 **89**（5）：361-364, 2015
2）荒井秀典：日本老年医学会が提唱する「フレイル」予防の意義と最新知見. 日本医事新報 **4716**：12-14, 2014
3）原田　敦, 飛田哲朗, 奥泉宏康：サルコペニアに対する臨床的アプローチ. Geriatr Med **48**（2）：217-220, 2010.
4）清野　諭, 新開省二：フレイルとサルコペニア　概念とその評価. Geriatr Med **52**（4）：321-327, 2014
5）厚生労働省：地域包括ケアシステム（http://www.mhlw.go.jp/stf/seisakunitsuite/bunya/hukushi_kaigo/kaigo_koureisha/chiiki-houkatsu/）
6）大川弥生：介護保険サービスとリハビリテーション　ICFに立った自立支援の理念と技法. 中央法規出版, 東京, 2004

4 老人看護専門看護師

社会福祉法人 聖隷福祉事業団 総合病院 聖隷三方原病院 看護部 老人看護専門看護師 **佐藤 晶子**

Point

- 多角的に情報収集を行い全体状況を捉える。
- エビデンスに基づき解決困難な状況を分析し、個別性を踏まえたケアの方向性を示しケアを再構築する。
- 最善の医療・ケアの提供をめざし、多職種とチームをつなぐ調整役となり、チーム医療を推進する。
- チームによる相談と実践を通してスタッフを教育し、エンパワメントする。
- 行動の背景にある高齢者の思いに関心を寄せ、高齢者の権利と尊厳を擁護し、最期までその人らしく過ごせることを支援する。

1 専門看護師の役割

専門看護師とは、複雑で解決困難な看護問題を持つ個人、家族および集団に対して水準の高い看護ケアを効率よく提供するための、特定の専門看護分野の知識・技術を深めた看護師である。専門看護分野において**表1**に示す6つの役割を果たす[1]。

老人看護専門看護師は、常に高齢者の最善を考え、多職種専門家チームにおいて、疾患や問題に焦点を当てた医学モデルの視点ではなく、高齢者をひとりの人として捉え、ケアを提供する方法を提言し、方向を修正していくこと[2]を役割とする。

表1 専門看護師の役割

実践	個人、家族および集団に対して卓越した看護を実践する
相談	看護者を含むケア提供者に対しコンサルテーションを行う
調整	必要なケアが円滑に行われるために、保健医療福祉に携わる人々の間のコーディネーションを行う
倫理調整	個人、家族および集団の権利を守るために倫理的な問題や葛藤の解決をはかる
教育	看護者に対しケアを向上させるため教育的役割を果たす
研究	専門知識および技術の向上並びに開発をはかるために実践の場における研究活動を行う

2 チームにおける老人専門看護師の視点と役割

現在著者は、高度急性期総合病院で、病棟課長と認知症・せん妄ケアサポートチーム（以下チーム）の専任看護師として院内でのコンサルテーション役を担い、横断的に活動している。

チームにおける老人専門看護師の視点と役割について、事例を通して述べる。

1 事例紹介

▶患者

Aさん、80代後半、男性、認知症高齢者の日常生活自立度Ⅱ。

▶現病歴

誤嚥性肺炎（2回目の入院）。

▶既往歴

慢性閉塞性肺疾患。

▶入院前の状況

自宅で妻・長男と同居。要介護Ⅲ。デイサービスは本人が好まず、訪問看護を週1回利用。自宅で妻の見守りのもと生活していた。

▶入院中の経過

入院当日の夜間より、大声や暴力、ケア拒否・抵抗が見られ、日中は傾眠が続き、拒食・拒薬も見られた。治療は抗生物質・ステロイドの点滴と

酸素投与が行われ、絶食中であった。吸痰が必要な状態であるが、意思疎通が困難で説明しても協力が得られず、抵抗が強いため、病棟スタッフが複数名で四肢を抑えるか、一時的に四肢を抑制して実施していた。ベッド上での起き上がりが頻回に見られ、転倒・転落予防のため胴抑制を実施していた。また、一時的な四肢の抑制やベッド柵に手をぶつける等を繰り返したことで、スキンテア（皮膚裂傷）を起こしていた。

❷ 多角的に情報収集を行い全体状況を捉える（実践・相談）

本人の様子を直接確認すると、車いすに座り声かけに開眼してもすぐに閉眼し、会話が成立しない状況であった。ベッドから頻回に起き上がるため、転落のリスクが高く身体拘束をせざるを得ないこと、吸引やオムツ交換、体位交換時に説明しても理解が得られず、抵抗や暴力が見られことに対し、病棟スタッフの困難感と疲弊感が強まっていた。理学療法士からも同様に、歩行訓練に協力が得られず拒否や暴力も見られリハビリテーションが進まない状況を聴取した。

次に、Aさんの妻より入院前の状況について情報を収集した。約1年前の前回の入院中も、暴れる等今回と同様の状況が見られたこと、退院後自宅では食事や排泄は自立していたこと、日中食事や新聞、テレビを見る以外は横になって休み寝ていることが多く、夜間2、3回トイレに起きていたがそれ以外は眠れていたことがわかった。また、退院後もの忘れが顕著になり、最近ではテレビのリモコンをうまく使えない等の状況が発生していた。

妻は、Aさんはもともと穏やかな性格であり、現在の様子について「痛いところを触られるのが嫌なのでは」と感じていた。また、現在の状況を見ているのがつらく病棟スタッフに申し訳ない思いを持っていることを語った。

❸ 状況を分析し、個別性を踏まえたケアの再構築（実践・相談・教育）

全体状況から、Aさんは低活動型をベースとし

表2　せん妄の診断基準（DSM-5）

①	注意（方向づけ、集中、維持、転換）および意識（環境に対する見当識）の障害
②	短期間（数時間～数日）のうちに出現し、もとの注意および意識水準から変化。重症度が変動する
③	認知の障害（記憶欠損、失見当識、言語、視空間認知、知覚）
④	他の神経認知障害では説明不可、昏睡のような覚醒水準の著しい低下という状況で起こるわけではない
⑤	他の医学的疾患、物質中毒または離脱等ではない

表3　せん妄へのアセスメント

準備因子	高齢、認知機能低下、せん妄の既往
直接因子	肺炎や低酸素血症、ステロイド点滴
誘発因子	入院による環境変化、チューブ（点滴・酸素）・モニター類による拘束感、身体拘束、スキンテアによる疼痛、苦痛を伴う吸引処置、尿意、睡眠・休息の不足

たせん妄症状を呈しており、睡眠妨害や苦痛を伴うケア・処置時の反応が抵抗や暴力となっているとアセスメントした。

せん妄の診断基準を表2に示す。せん妄は、身体疾患をベースとした脳の機能不全、意識障害の状態[3]であり、その要因は準備因子、直接因子、誘発因子の3つに分類される。また、せん妄のサブタイプとして、過活動型、低活動型、混合型が存在する。せん妄の治療・ケアの基本は、直接因子への治療と精神症状への対症療法（薬物治療）、誘発因子をできるだけ除去するケアである。Aさんの場合、せん妄の3つの要因を表3のようにアセスメントした。

チームの精神科医師、薬剤師とカンファレンスを持ち、肺炎、低酸素血症は改善傾向、ステロイド点滴は終了し、今後は身体症状の改善が見込まれること、高齢であることを踏まえ精神症状に対する薬物療法の有害事象を考慮し、ケアを見直して誘発因子をできるだけ除去することをめざす方針とした。ケアの視点として、肺炎や発熱、絶食によるAさんの体力の消耗を最小限にとどめ、回復を支援するには十分な睡眠の確保と活動と休息のバランスが必要であることを病棟スタッフと共有した。

それまで病棟スタッフは誤嚥や褥創、身体機能の低下といった廃用性症候群を防ぐために早期離床、「できるだけ起こす」ことに努力していた。しかし、こうした対応は逆にせん妄の遷延化を招き、身体機能・認知機能のさらなる低下につながってしまう。病状や症状、高齢者の身体的特徴を踏まえ、リスク管理をしつつも年齢や個別性に応じて柔軟に対処し、十分な睡眠・休息を確保することがせん妄の改善にとって重要であることを説明し病棟スタッフに理解を得ることができた。

具体的には、睡眠時間を確保するため長時間対応可能なオムツへ変更し夜間のおむつ交換を最低限とすること、日中も食事時間を中心に離床し、それ以外の時間は十分休息できるようスケジュールを組み直した。また、夜間の起き上がりは尿意によることを念頭にトイレへの誘導を試みるようアドバイスした。

❹ 最善の医療・ケアの提供をめざし、調整役としてチーム医療を推進する（調整）

チームの精神科医師に状況を伝え診察を依頼し、睡眠覚醒リズムを整えることを目的に副作用の少ないラメルテオンの定期内服が処方された。チームの薬剤師には、使用薬剤の作用・副作用のモニタリングを依頼した。

Aさんのケアには、認知症・せん妄ケアサポートチーム以外にも、両前腕のスキンテアに対して皮膚排泄ケア認定看護師、嚥下障害に対し摂食・嚥下サポートチーム、口腔内汚染に対し歯科チーム、排痰援助・リハビリテーションに理学療法士等、すでに多種多様な専門職と専門職チームが介入していた。

処置や検査、リハビリテーションといった多くの状況に、拒否や抵抗、暴力といったせん妄症状が障害となっていた。Aさんの回復支援のためには、せん妄症状の改善が早期に望まれる状態であった。

主治医の治療方針を踏まえ、チーム内だけでなく他のチームも含めた全体状況を捉え、各専門職の専門性が最大限発揮できるよう各チームのメンバーと情報共有・調整しながら、Aさんの状態の改善をめざした。

ケア方法の転換と睡眠薬の調整により、Aさんは2日後せん妄症状が改善し、会話が可能となり食事を自分で食べられるようになるまで回復した。その姿を見て妻と長男は大変喜び、あきらめかけていたAさんの自宅退院を考えることができるようになった。外出・外泊を試しながら、自宅退院に向け病棟スタッフとチームで支援を行うこととなった。

❺ チームによる相談と実践を通してスタッフを教育し、エンパワメントする（教育）

前述のような多職種専門家チームによる相談（コンサルテーション）と実践のプロセスそのものが、病棟スタッフに対する教育効果を発揮する。全体状況の把握とエビデンスに基づき、個別性に応じた柔軟な発想のもとにケアを再構築した結果、患者の状態が改善することを病棟スタッフが経験することでさらに教育効果が高まる。そしてこれら一連のプロセスを通して、病棟スタッフのケアを保証し、エンパワメントすることにもつながる。

😊 最期までその人らしく過ごせる支援③（倫理調整）

❶ 事例紹介

▶**患者**

Bさん、80代後半、女性、障害高齢者の日常生活自立度：ランクA-1。

▶**現病歴**

転倒による脊椎骨折。

▶**治療**

保存治療（床上安静・リハビリテーション）。

入院1週間後、いつもはナースコールを押してくれるBさんが一晩で2度もベッドサイドで転倒した。トイレに行こうとしたようだが、病棟スタッフはせん妄や廃用性症候群による認知機能低下を疑った。

何か理由があるに違いないと著者はBさんのベッドサイドに行き次のような会話を交わした。

著者：「昨日ベッドから落ちましたけど、どうしたのですか？」

Ｂさん：「自分でトイレに行こうと思って……」

著者：「でもＢさんはベッドから降りて歩いちゃいけないですよね？」

Ｂさん：「それは知っている。這って行こうかと思って……」

著者：「這ってなら動いていいと思ったのですね。Ｂさん、起き上がると骨に負担がかかるので這うことも今はだめなんですよ」

　その後、Ｂさんが再び転落・転倒することはなかった。立って歩くのではなく這ってなら看護師を呼ばずに一人でトイレに行けると考え行動した結果が転倒だったのだ。

　医療スタッフは、患者に転倒・転落といった事象が起きた時、客観的に状況を把握し予防策を立てる。しかし、「何故そのような行動に至ったのか」という行動の背景にある高齢者本人の思いを聴かなければ、真に効果のある対策を立てること

はできない。"老い"という未知の世界に生きている[4]高齢者を理解しようと関心を寄せること、高齢者本人と真摯に向き合い意思を確認すること、そして高齢者の権利と尊厳を守るためにできることを常に考え、それを代弁し多職種専門家チームへ伝え、最善の医療・ケアに活かすことが、老人看護専門看護師の役割である。そして、転倒予防の視点としても大変重要な視点であると考える。

文　献

1）公益社団法人 日本看護協会：専門看護師（Certified Nurse Specialist）とは．(https://nintei.nurse.or.jp/nursing/qualification/cns)［参照2016. 5. 28］

2）一般社団法人 日本老年看護学会：老人看護専門看護師の役割．(http://184.73.219.23/rounenkango/cns/about3.htm#2)［参照2016. 5. 28］

3）小川朝生：自信が持てる！せん妄診療はじめの一歩 誰も教えてくれなかった対応と処方のコツ．羊土社，東京，2015

4）日本看護協会：エンド・オブ・ライフを見据えた"高齢者看護のキホン"100．看護 **67**（4），2015

5 認知症看護認定看護師

高崎健康福祉大学 看護実践開発センター 認定看護師教育課程専任教員　**梅原 里実**

Point

● 認知症の人の転倒要因は、病態の特徴やその人らしさとが絡んでいる。

● 専門職の判断につながる情報提供を行い、転倒の危険性を総合的な視点でアセスメントする。

● 認知症の疾患によって転倒する要因が異なることを知る。

● 転倒に関連する症状である周辺症状（BPSD）の発生を予防する。

● 転倒に関連する状態を踏まえた対応を工夫する。

認知症の人への対応は、記憶障害を主とした症状の理解を始め、ニーズがわかりにくい等、様々な課題がある。その中の1つに転倒があるが、認知症の人が転倒しやすい理由には、病態の特徴やその人らしさが絡んでいることがあり、その視点を踏まえた対応が予防につながる。急性期病院における調査によると転倒事故の中で認知症が関係する転倒の頻度は29％であり[1]、多様な状態の患者のケアには多職種連携は必須といえる。

多職種が目標を共有し協働するには、お互いの専門性を理解することはもとより、各専門職の判断につながる情報提供が必要である。転倒の危険性（リスク）を総合的な視点でアセスメントし、対応することで予知していない偶発的な転倒が生じた場合でも、被害を最小限にすることができる。そのためにも、認知症の人がなぜ転ぶのかについて、病態の特徴や症状を始めとした要因を理解した対応が必要である。ここでは、認知症看護の実践者である認知症看護認定看護師の視点について述べる。

 ## 1 認知症の人は転びやすい

認知症の罹患率の約半数を占めているアルツハイマー型認知症は、進行すると強調運動障害や、前傾姿勢になりバランスを崩しやすくなる。また、レビー小体型認知症の場合は、振戦・筋固

縮・無動・姿勢反射障害等のパーキンソニズムの症状が特徴で、転倒のリスクを回避できなかったり、履物や衣類を正しく選べない。また、認知症の人は、失認や実行機能障害がある場合は、転倒のリスクを回避できなかったり、履き物や衣類を正しく選べない等の要因で転倒することが多い。

また、失行や神経学的機能低下により歩行障害等の症状が出現すると転倒しやすくなる。直接的な原因ではないが記憶障害や見当識障害、失語等により自分の意思や行動、伝えたいことがうまく表現ず転倒につながる等、要因は様々である。

 ## 2 認知症と転倒の関係

国際疾病分類第10版（ICD-10）による認知症の定義は、「通常、慢性あるいは進行性の脳疾患によって生じ、記憶、思考、見当識、理解、計算、学習、言語、判断等多数の高次機能の障害からなる症候群」とされている。認知症は一症候群であり疾患の種類によって出現する症状が異なる。主な症状には、記憶障害、見当識障害、失認・失行・失語、実行機能障害等の中核症状と、様々な要因が入り交じって出現する攻撃や興奮等の周辺症状に分類されている。国際老年精神医学会では、認知症による行動心理学的特（Behavioral and Psychological Symptoms of Dementia：BPSD）としている。その主な症状には、妄想、焦燥、攻

撃、興奮、攻撃性、徘徊、不穏、危険行為等がある。中でも転倒につながる症状には、強い興奮や攻撃性、徘徊、不穏、危険行為等である。そこに、中核症状の見当識障害や失認・失行等が加わることで転倒のリスクがさらに高まる。認知症だから転びやすいということではない。

③ 認知症の進行と転倒

❶ アルツハイマー型認知症

　アルツハイマー型認知症の症状は脳の海馬という記憶を司る部分の神経細胞が死滅したり萎縮することで障害が発生し、前頭葉、側頭葉、頭頂葉と広範囲に広がる。進行は緩やかで、時間・場所・人の順で記憶が徐々に障害され、症状がさらに進むと意思の疎通が難しくなる。言葉の意味が理解できていないのに頷く、ニュアンスを感じ取り調子を合わせる、わかっている素振りとして笑う等がある。ケアをしているスタッフが「ここに座っていてください」と伝え「はい」と返答があったため、そばを離れたところ、とたんに立ち上がり転倒する等がある。つまり、意味を理解した返答でなかったり、すぐに忘れてしまうことが症状の特徴であり注意が必要である。

　初期の段階では、通常の会話がスムーズなため本当に認知症なのかと疑うこともある。しかし実際には認知症に見えなくても、集中することや興味が薄れ何もしたくなくなり、部屋の片付けや掃除ができなくなっていたり、足元に物品が散乱していることで転びやすい状態となることもある。また、症状が進行した中期の段階では、見当識障害や状況判断等の判断力の低下により周囲の環境に影響を受けやすくなるため、住み慣れた場所では落ち着いて過ごしていた人が、入院や旅行等の急激な環境の変化により混乱してしまい、BPSDを起こしやすくなる。BPSDが起きる頻度も初期から増加し中期でピークとなる。後期になると実行機能の低下や身体的な機能が低下し歩行が困難となる等、活動自体が低下するため転倒のリスクも低下する。

❷ 脳血管性認知症

　脳血管性認知症は、脳梗塞や脳出血等により認知症を発症する。発症した段階で運動機能障害がある場合は再度脳血管障害を発症しない限り症状の進行には関連がない場合もある。しかし、明らかな麻痺がなくても手足にしびれが残る場合もあり、バランスをくずして転びやすくなる。また、無症候性に再発する場合は、ふらつきやめまい等の症状が生じることがあるが、自分では再発に気づかないため周囲に知らせることをしない。また、初期の段階から夜間の不眠や不穏があるケースでは、転倒のリスクとなる。また、再発作により症状が進行する場合は、1日のうちでも認知症の症状が変動することが特徴であり、状態を捉えるには1日を通した判断が必要である。

❸ レビー小体型認知症

　レビー小体型認知症は、発症時より振戦や体が硬くなる筋固縮、歩行障害等のパーキンソニズムがあるためバランスを崩しやすい。また、鮮明な幻視や幻覚等が特徴であり、興奮しやすく急に外に飛び出したり、家族が遊びに来ているといって雨で滑りやすいにもかかわらず外に出ようとする等、症状が進行する中期が転倒しやすいピークである。さらに、気分が変わりやすく周囲のことが全くわからなくなる時間があり、1日の中でも変動があることが特徴で注意が必要である。

❹ 前頭側頭型認知症

　前頭側頭型認知症は、思考、判断、感情、計算等、高次機能を司る前頭葉と言葉の理解、記憶、聴覚や臭覚等を司る側頭葉が萎縮し障害となる。運動機能が低下するスピードは遅いが、集中力は低下するため急に立ち上がる等が特徴である。また、言葉の意味がわからない、毎日同じ時間帯に同じ場所を歩き回る行動（常同行動）をとる。本人なりの理由があっての行動である場合、スタッフが注意したりやめさせようとすると、自分の意志を言葉で伝えることができないため、いらだち、興奮し、暴力を振るうこととなる。また、周囲の会話する声や物音が気になり、イライラして苛立つ

ことがある。食欲が旺盛となり夜中に起き出し暗がりの中食べ物を探し回る等、比較的初期の段階から転倒のリスクが高いことが特徴である。

　以上のように、認知症の進行による転倒のリスクは病態によっても異なるが、認知症の重症度を評価するスケールであるCDR（Clinical Dementia Rating）では、記憶、見当識、判断力、問題解決、社会適応、家族状況および趣味・関心・介護状況等の6項目について5段階による重症度を評価する。短期記憶障害や見当識障害等の社会的判断能力が低下し、日常生活において介助が必要となる中期に転倒リスクが高まるため、定期的な評価を行い予防につなげることが必要になる。

 ## 4 症状と転倒

　記憶障害や見当識の障害、判断力の低下、実行機能障害等の認知症の中核症状といわれている症状に加え、環境の変化や身体の不調・気質・生活歴等が要因で発症するBPSD等が転倒の二次的要因となる。転倒しやすい状態であるか、またその状況になる危険性はないかを捉える（表）[2]。

❶ 失認・失行

　失行とは、大脳の器質的障害により生じる症状であり、運動系の麻痺や失調、不随意運動や、感覚神経の異常や精神障害がないにもかかわらず、目的に添う運動や動作を行うことができない状態をいう。たとえば、杖や歩行器等の用具があっても、用途にあった持ち方や使い方がわからない。また、靴をうまく履けず踵を踏んだまま歩いたり、左右を間違えていることに気づかない等が要因となり転倒につながる。看護師を呼ぶ際に用いるナースコールを正しく押すことができず電話の受話器と間違ってしまうこともある。

　失認とは、感覚障害がないにもかかわらず対象物を認知することができない障害のことである。視覚、聴覚、触覚等の他、病態失認や半側空間無視等も含まれる。空間や遠近感、全体としてのつながり等を認識することができないため、自宅へ

帰れなくなる。視空間失認があると、物体の位置関係がわからず歩行しようとしてそばに杖や歩行器があってもうまくつかめず、転倒リスクが大きくなる。

❷ 実行機能の障害

　実行機能とは、ある一連の行動を通じて目的を遂行する機能である。たとえば、料理をつくる時は、何をつくるか決めて、買い物に行く、材料を切る、調理する等のように目標を設定し、計画を立て、実行したり、効率を考える等の段取りを立て実行する高次機能である。たとえば、失禁をしないように早めに計画を立て実行することは認知症の重症度によっては困難である。

❸ 注意障害

　注意障害は、理解力や判断力の低下およびBPSDに伴い発症する。自分の行為が危険かどうか正しく判断できないため、環境の中の危険が察知できなかったり、予測することができない。たとえば、床が光っているため濡れているかもしれないと確認したりすることはできない。

❹ コミュニケーション障害

　失語によりコミュニケーション障害が生じる。自分のニーズをうまく伝えたり、相手のメッセージを理解することができなくなる。声かけと同時に、手で指し示す、ポンポンとその場所を軽くたたく、実際に触れてもらう等で、視覚や聴覚、触覚をフルに使い伝わりやすいようにする。

まとめ

　認知症の人が転倒しやすい理由として、疾患や症状を認知症看護認定看護師としての立場で述べた。転倒リスクの予防は認知症患者のその後のQOLに大きく影響するが、人によって転倒予防につながる対応が異なるため、その病態や特徴を的確に捉えらえられると共に、日常の中で一人ひとりを多角的に捉える視点が必要となる。多職種が専門家としての視点で得たそれぞれの情報を共有し、対応を工夫することで転倒予防につながる。

表　転倒に関連する認知症の主な症状と状態

症　状	転倒に関連する状態
失　行	麻痺等の身体的な機能障害はないが、以前までできていたことができなくなる。 たとえば、杖をついて歩く等指示された動作がうまくできない状態。
失　認	視力障害等はないが、対象の認識や区別ができなくなり、使い慣れた道具が意味不明のものになる。 たとえば、急須にお湯を注ぐ等が上手くできない状態。
運動機能障害	認知症の進行度や病態によっても出現の仕方が異なるが、歩行が遅い・動作が緩慢・歩幅がせまい・すり足歩行・体の軸が傾きバランスを崩しやすい。前傾姿勢・方向転換が不安定等。
記憶障害	もの忘れとは異なり、短期・長期記憶等、記憶の保管・想起が困難な状態。聞いたり見たりしたことを記憶に残すことや思い出すことができない。食事を食べたことや排泄したこと等を忘れて動こうとする。
見当識障害	自分のいる場所や、時間、状況等がわからなくなるため、今いる場所や時間がわからない。 新しい環境に慣れるのに時間がかかる。
失　語	読み取りや聞き取り等の言語を理解することが困難となり、言語の表出も障害されている状態であり、他者に自分のニーズを伝えられない。他者の言葉がわからない。
理解力・ 判断力低下	周囲の状況や自分の状態を理解できないため、環境が変わると混乱しやすい。また危険を予知することや判断ができない。自分の身体的な変化をわかった行動ができない。
実行機能障害	物事を理解して計画的に実行することが困難な状態。 たとえば、家事や旅行の計画を立て実施したり、好きだった趣味等の手順ができなくなる。 指示に従えない。歩行器や杖等を使えない。
BPSD	行動症状：徘徊、暴言・暴力、介護抵抗等により身体的な疲労となったり、力尽くの行動は周囲への注意が削がれ、ものにぶつかったりつまづいたりする。ケアする側が近づけない。 心理症状：焦燥・不穏・興奮・妄想・幻覚・抑うつ・不安等により衝動的な行動につながる。危険に対して注意が向かない。抗精神病薬を飲むと内服をするとバランス不良となる。 昼夜逆転するため職員が少ない時間帯に興奮する、起きだす。

（梅原里実：認知症ケアを介した転倒予防. ModernPhysician 34：1174-1178, 2014 [2]より一部改変）

文　献

1）厚生労働科学研究費補助金認知症対策総合研究事業「急性期病院の入院・外来実態把握と医療者の負担軽減を目指した支援プログラムの開発に関する研究」（研究責任者 小川朝生）：急性期病院における認知症ケアの現状. 2015（pod.ncc.go.jp/dementia）

2）梅原里実：認知症ケアを介した転倒予防. Modern Physician **34**：1174-1178, 2014

JCOPY 88002-767

6 理学療法士

JCHO 東京山手メディカルセンター リハビリテーション部 理学療法士 **上内 哲男**

Point

- 理学療法士は運動機能評価を行い、転倒リスクを把握する。
- 理学療法士は転びそうな人への一次予防と転んだ人に対する二次予防に対して提言・介入できる職種である。
- 理学療法士は運動機能評価に基づき、専門医の診察を経て継続的なリハビリテーションによる運動介入と見込まれる改善具合（ゴール）を勧奨する。
- 運動機能評価の結果とそれに基づく対策をすべてのスタッフと情報共有することが最も難しい課題の1つである。
- 転倒予防対策は地域・病院・施設を互いにつなげて情報を共有するシステムを構築させることが望ましい。

理学療法士はリハビリテーションの現場において、急性期から回復期の病院、維持期の病院や施設、地域までに及ぶ幅広い場面で多職種と連携して職務を行っている。転倒予防の場面でも作業療法士等と協働して運動機能や認知機能、日常生活動作遂行能力等から対象者の転倒リスクを把握し、転びそうな人への一次予防と、転んだ人に対する再発防止への二次予防に対して提言・介入できる職種である。ここでは、理学療法士の視点から転倒予防チームでの役割について述べる。

1 運動機能評価に基づく対策立案

運動機能評価は理学療法士に一番求められている項目である。対象者の運動機能を評価し、現在の転倒リスクを把握すると共に、運動介入によりどの程度の運動能力改善が見込めるか、移動能力に関するゴール設定を提言することである。継続的なリハビリテーション介入が必要なのか、あるいはその場での関係者への指導（患者・家族・医療スタッフ等）で完結するのか見極めることが重要である（**表1**）。

❶ 地域における一次予防

転倒リスクの把握は歩行能力評価を中心にバラ

ンス能力や筋力等を評価する。10m歩行速度（時間）やTUG（timed up and go test）、FR（functional reach test）、片脚立位時間等が有用であろう。リスク評価に基づき、歩行補助具や履物指導等の注意喚起（情報提供）および対象者への家庭でできる簡単な運動指導で完結させるか、あるいは専門医の診察を経て継続的なリハビリテーションによる運動介入が必要なのかを判断する。その際には運動介入によりどの程度の運動能力改善が見込めるか、移動能力に関するゴールの提言を付与する。

❷ 地域における二次予防

最近の転倒歴がある場合には状況確認が最優先される。屋外なのか自宅なのか、自宅であれば居室なのかトイレなのか等である。続いて受傷機転がつまずきなのか滑ったのか、ふらつきあるいは何もないところで脱力したのかによって転倒要因を明らかにする。特に脱力であればその原因が筋力（筋出力・筋持久力）やバランス能力に由来するかの見極めが求められる。つまずきや滑りが原因であれば対策としては環境整備や注意喚起に重点が置かれるが、筋力やバランス能力由来の転倒であれば理学療法士の出番である。運動機能評価に基づき、専門医の診察を経て継続的なリハビリ

表1 転倒予防チームにおける理学療法士による運動機能評価

フィールド	予防	分析と対策例		具体的内容（例）
地域	一次予防	転倒リスクの把握	歩行能力	10m歩行速度（時間）
			バランス能力	TUG*、FR**、片脚立位時間
			筋力	ハンドヘルドダイナモメーター
		対策	注意喚起と自主トレ指導	歩行補助具・履物指導、筋トレ・バランストレーニング指導
			専門医への受診勧奨	リハビリ（運動）介入の提言
	二次予防	状況確認	屋外	人混み、階段、悪路、その他
			自宅内	ベッド周囲、トイレ、浴室、階段、廊下、玄関、その他
		要因の特定（つまずき、滑り、ふらつき、脱力）	注意の低下	衝突（人・物）、路面の変化に気づかない
			筋力低下	
			バランス能力低下	
			歩行能力低下	歩行耐久性、応用歩行能力
			環境要因	ぬれた路面、人混み、段差、悪路
		転倒リスクの把握	筋力	ハンドヘルドダイナモメーター
			バランス能力	TUG*、FR**、片脚立位時間
			歩行能力	10m歩行速度（時間）
			環境整備	片づけ（居室と導線）、手すりの設置・段差解消等の住宅改修
		対策	注意喚起と自主トレ指導	歩行補助具・履物指導、筋トレ・バランストレーニング指導
			専門医への受診勧奨	リハビリテーション（運動）介入の提言
病院/施設	一次予防	転倒リスクの把握	起き上がりから車いす移乗	
			歩行およびトイレ移動	
			排泄動作	下衣の上げ下ろし、立位安定性、座位耐久性
			環境整備	導線の確保、物品の片付け、支持物の設置
		対策	注意喚起と自主トレ指導	歩行補助具・履物指導、筋トレ・バランストレーニング指導、介助者への動作指導
			専門医への受診勧奨	リハビリテーション（運動）介入の提言
	二次予防	状況確認	介助者の有無	
			ベッド周囲	ベッドからの転落、端座以下からのずり落ち、その他
			歩行中	
			トイレ周囲	移乗・起立・着座動作、座位
		要因の特定（つまづき、滑り、ふらつき、脱力）	注意の低下	衝突（人・物）、路面の変化に気づかない
			筋力低下	
			バランス能力低下	
			歩行能力低下	歩行耐久性、応用歩行能力
			環境要因	ぬれた路面、照度、誤った介助方法
		転倒リスクの把握	筋力	ハンドヘルドダイナモメーター
			バランス能力	TUG*、FR**、片脚立位時間
			歩行能力	10m歩行速度（時間）
			環境整備	導線の確保、物品の片付け、支持物の設置
		対策	注意喚起と自主トレ指導	歩行補助具・履物指導、筋トレ・バランストレーニング指導、介助者への動作指導
			専門医への受診勧奨	リハビリ（運動）介入の提言

*TUG：timed up and go test　**FR：functional reach test

JCOPY 88002-767

テーションによる運動介入と見込まれる改善具合
（ゴール）を勧奨する。

③ 病院/施設における一次予防

　転倒リスクの把握は、最も転倒頻度の高いトイレ移動を想定して行う。転倒の多くは排泄動作に関連した場面で起きており、トイレ動作に関連したリスク評価は避けては通れない。ベッド上での起き上がり動作から端座位・立位動作の安定性、歩行時の方向転換等を含めて確認する。また、履物の着脱や下衣の更衣動作（下衣の上げ下ろし）、排泄後の清潔操作等に伴う座位・立位バランス、座位の耐久性等一通り把握することが重要である。車いす使用者であれば、車いすへの移乗動作やフットプレート・ブレーキ操作等も併せて確認する。移動動作が自立困難であれば介助者を呼べるか（ナースコールできるか）といったことも重要である。以上のリスク評価に基づき、排泄に関する切迫感や夜間の睡眠・覚醒状況も加味して、歩行補助具や履物指導等の注意喚起（情報提供）および対象者へのベッド上でできる簡単な運動指導を行う。また、看護師を含む介助者への動作指導等で完結させるか、あるいは専門医の診察を経て継続的なリハビリテーションによる運動介入が必要なのかを判断する。その際には運動介入によりどの程度の運動能力改善が見込めるか、移動能力に関するゴールの提言を付与する。

④ 病院/施設における二次予防

　病院/施設における二次予防対策は可能な限り転倒当日中に実施されなくては意味がない。転倒時の介助者の有無と転倒場所（ベッド周囲/歩行中/排泄動作等）の把握、転倒要因の特定が重要である。車いす使用者においては車いすの環境因子（ブレーキ忘れ、フットプレートの上げ忘れ等）も考慮する。要因の特定と運動機能評価により筋力やバランス能力由来の転倒であれば理学療法士の出番である。運動機能評価に基づき、専門医の診察を経て継続的なリハビリテーションによる運動介入と見込まれる改善具合（ゴール）を勧奨する。転倒・転落事例に対する原因分析と運動機能

に主眼を置いた介入例を**表2**[1]に示す。たとえば、廊下で転んだという事例に対して、「何もないところでつまずいた（ふらついた）」のか「障害物につまずいた（ぶつかった）」あるいは来棟者の傘のしずくや入浴介助に派生する水滴等で「床がぬれていて滑った」のか、では講じる対策が異なってくる。何もないところでつまずいた原因はおそらく下肢の筋力低下であり筋力強化練習が必要となる。ふらつきであればバランス障害や血圧低下に対する対策を、障害物を認識できない（視力あるいは注意の問題）あるいは床がぬれていたのであれば環境調整（障害物の撤去や床の清掃）が重要な対策となってくる。「車いすから転んだ（転びそうになった）」場合も、立とうとして転んだのか、立ってから転んだのか、座ろうとして転んだのか等事例別に原因を特定して個々に対策を講じることが大切である。理学療法士は環境調整への助言だけでなく、運動介入を通じて対象者の運動機能を高めることができる職種であることから、的確な原因分析と効率のよい運動実施を遂行する視点が欠かせない。

②　情報共有とフォローアップ

　一次予防・二次予防に限らず対象者の運動機能評価の結果とそれに基づく対策を転倒予防チームおよび対象者にかかわるすべてのスタッフと共有することが重要であり、最も難しい課題の1つでもある。病院等では電子カルテで情報が一元化されている場合もあるが、紙ベースの病院や施設もまだまだ多いだろう。情報が一元化されていても難解な専門用語では共通理解は得られるはずもない。多職種が協働しているということは職種の数だけローカル言語が存在すると考えるべきであり、理学療法士の言語はマイナーな言語であるとの認識が必要である。どの職種にもわかりやすい評価結果の記載と対策の提示が求められる。評価結果は極力数値化し標準値を併記しておくことが望ましい。対策は文章のみでなくイラストを用いて簡潔に一目で理解できるような工夫が求められる。

表2 転倒・転落事例に対する原因分析と運動機能に主眼を置いた介入例

転倒転落（例）	動作要因（例）	主要因（例）	介入目的（例）	具体的介入（例）
ベッドからの墜落	物を取ろうとして	不穏（？）	安全確保	安全確保
		危険認識の欠如	患者教育	コール依頼
ベッドからのずり落ち（転落）		座位バランス不良	座位バランス向上	ベッド高さの調整
				立ち座り練習
いすからのずり落ち（転落）		座位バランス不良	座位バランス向上	座位時間の調整
				立ち座り練習
				クッションの検討
				車いすの調整
立とうとして転んだ（転倒）	膝折れ	筋力低下	筋力強化	立ち座り練習
	ふらついた	バランス不良	立位バランス改善	立ち座り練習
		めまい・血圧低下	原因の精査	原因の精査
座ろうとして転んだ（転倒）	膝折れ	筋力低下	筋力強化	立ち座り練習
	車いすが動いた	ブレーキ忘れ	注意喚起	ブレーキの柄を長くする
			動作学習	立ち座り練習
歩いていて転んだ（転倒）	歩き始めに膝折れ	筋力低下	筋力強化	立ち座り練習
	何もない所でつまづいた	筋力低下	筋力強化	立ち座り練習
			歩行補助具の検討	歩行補助具の検討
		歩行時の応用力低下	歩行能力向上	歩行練習
		注意の低下		
	滑って転んだ	歩行時の応用力低下	歩行能力向上	立ち座り練習
				歩行練習
		滑りやすい状況	環境調整	環境調整
		注意の低下		
	物につまづいて転んだ	歩行時の応用力低下	歩行能力向上	立ち座り練習
				歩行練習
		つまづきやすい状況	環境調整	環境調整
		注意の低下		
	衝突して転んだ	歩行時の応用力低下	歩行能力向上	立ち座り練習
				歩行練習
下のものを取ろうとして転んだ（転倒）	座った位置から	危険認識の欠如	患者教育	コール依頼
	立った位置から（膝折れ）	筋力低下	筋力強化	立ち座り練習
			動作学習	下から物を拾う練習
		危険認識の欠如	患者教育	コール依頼

（上内哲男：転倒予防に向けた看護・介護職のための運動機能評価と多職種連携. 日本転倒予防学会誌 1：11–15, 2014[1]より引用）

　一方で、運動介入により転倒リスクが一時的に増大することを忘れてはならない。理学療法は対象者の最大能力を評価しベースの運動能力を底上げする。最大能力は一過性に上げることは簡単だが、ベースアップには時間を要する。対象者や看護師・介護者等が最大能力をベース能力と勘違いして動作を行うと間違いなく転倒・重大事故につながる。対象者のベース能力と最大能力に関してしっかりと情報共有することが肝要である。一次予防対策・二次予防対策に限らず実行結果の再評価と修正を怠ってはならない。地域であれば1ヵ月単位、病院や施設であれば1週間単位が目安であろう。転倒のイベントが起きた際には速やかに再評価を実施すべきことはいうまでもない。

まとめ

　転倒予防チームにおける理学療法士の視点と役割について述べた。理学療法士の視点に限ったことではないが、対策を講じるにあたっては対象者本人の思いや意向が軽視されてはならない。特に二次予防に際しては本人の思いを傾聴し、対策に反映させる視点を忘れてはならない。再々転倒予防を強調しすぎて対象者の行動を過度に抑制させてはならないし、不安をあおって転倒恐怖を増長させても意味がない。転倒後症候群に陥り負のスパイラルにまっしぐらになってしまう。対象者との相互理解の上で対策を実行に移すことが重要である。また、特に病院における転倒予防対策は院内だけで完結させるものではなく、転院先や施設、在宅でも同様の対策と、身体状況や環境に合わせた修正がなされるように情報共有するシステムを構築させることが望ましい。もちろん在宅から病院へという流れもあるので双方向性を持った情報共有が肝要である。

文　献

1) 上内哲男：転倒予防に向けた看護・介護職のための運動機能評価と多職種連携. 日本転倒予防学会誌 1：11-15, 2014

7 薬剤師

東京逓信病院 薬剤部　**大谷 道輝**

Point

- 各施設でインシデント報告等の解析を行うことが不可欠である。
- 薬の影響を検討するには、処方や医師の認識の調査も必要である。
- 転倒予防では対策だけでなく、評価を行い、結果を周知する。
- 転倒後の損傷も考慮することが大切である。
- インシデント報告の解析では薬以外の因子も行い、チームの各専門職に情報提供や啓蒙を行う。

チーム医療の成功には各職種が専門家として、個々の役割を十分に発揮することが大切である。転倒予防チームでは、薬剤師は薬の専門家として、転倒や骨折に影響を与える薬を中心に適正使用を推進することが最も重要である。特に転倒予防チームは院内の入院患者における転倒を予防することが最も大きな目標となるため、入院患者の転倒に関するインシデント報告を調べることが大切である。ここでは、東京逓信病院（当院）で行った睡眠薬の適正使用の推進を中心に紹介し、転倒予防チームにおける薬剤師の視点と役割について考えてみたい。

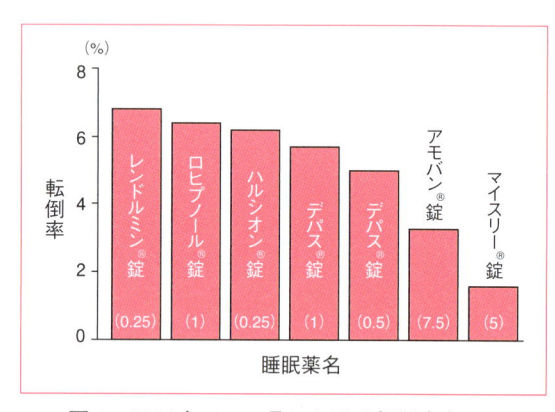

図1　2009年4〜7月における転倒患者の睡眠薬別の上位転倒率（n=862）

（　）内はmg

1 インシデント報告の解析

転倒に関する薬の影響の報告は必ずしも一致した見解が得られていない。睡眠薬が転倒後の股関節部骨折の予測因子でないという報告[1]もあれば、安全性が高いと評価されている非ベンゾジアゼピン系睡眠薬でも転倒後の骨折のリスクが高いという報告[2]もある。このように報告に一致した見解がない要因として施設間の違いが考えられることから、必ず各施設でインシデント報告を解析する必要がある。当院では、転倒に睡眠薬の影響が認められ、個々の睡眠薬による転倒率を調べた結果、図1に示すように非ベンゾジアゼピン系睡眠薬の転倒率がベンゾジアゼピン系睡眠薬に比べ

低いことが明かとなった[3]。このように各施設ごとでインシデント報告を解析することが大切である。当院の転倒率も他院[4]と必ずしも一致していない。

2 薬の処方の現状調査

インシデント報告により薬の影響が認められた場合、大きく影響を与えると考えられた薬について処方の調査が必要となる。当院では、2009年4〜7月に入院患者に処方された睡眠薬はレンドルミン®錠0.25mg、デパス®錠0.5mg、マイスリー®錠5mg、デパス®錠1mg、ハルシオン®錠0.25mg、ロヒプノール®錠1mg、アモバン®錠7.5mg、サ

イレース®錠2mg、ユーロジン®錠2mg、ドラール®錠15mg、ネルボン®錠5mg、ハルシオン®錠0.125mg、リスミー®錠2mgの順で錠数が多かった。入院患者に対する処方数では、非ベンゾジアゼピン系睡眠薬：ベンゾジアゼピン系睡眠薬は、53：47でほぼ同数であった。2013年にわが国でも睡眠薬のガイドラインが策定[5]され、高齢者では非ベンゾジアゼピン系睡眠薬が推奨されているが、2014年においても、ベンゾジアゼピン系睡眠薬の使用量が多く問題である。インシデント報告による転倒率の把握も重要であるが、薬の処方に関する調査も合わせて行うことが大切である。

③ 医師の睡眠薬に対する認識調査

薬の適正使用を推進するには、処方医の薬に対する認識の調査も必要である。当院における医師の睡眠薬に関する認識調査をした結果、入眠障害だけでなく、中途覚醒や早朝覚醒でもレンドルミン®錠やマイスリー®錠等、短時間や超短時間型睡眠薬が高い頻度で選択されることがわかり、病状だけでなく知名度が選択に影響していることがわかった[3]。特にレンドルミン®錠は半減期が7時間の短時間作用型であるが、中途覚醒では第1位に、早朝覚醒でも第2位に選択されていた。選択理由では図2に示すように作用時間が最も多く、次いで患者の年齢、睡眠障害の種類であった

が、ω1選択性や代謝経路は少なかった。転倒に影響するω1選択性を知らない医師も多く認められた。睡眠薬について精神科の医師は熟知しているが、他の診療科の医師では理解が不十分なまま処方している場合があり、情報提供の必要性が認められた。そこで、研修医から勉強会を開始し、全医師にも睡眠薬の調査に関する情報提供を頻回に行った。

④ 睡眠薬による転倒予防対策と評価

インシデント報告や処方の解析は転倒を予防するために行うことを忘れてはならない。当院では、非ベンゾジアゼピン系睡眠薬の転倒率が低かったことから、入院患者に対して使用を推奨し予防対策とした。その結果、図3に示すように非ベンゾジアゼピン系睡眠薬の使用率が増加し、1年および2年後では図4に示すように対策前に比

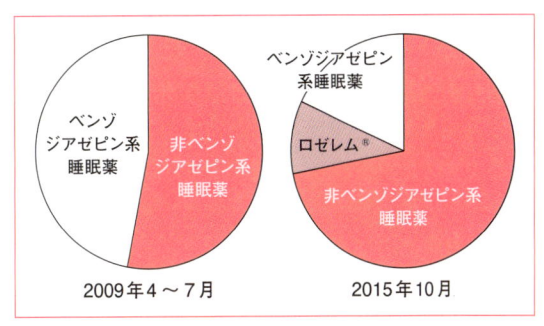

図3　東京逓信病院の入院患者における睡眠薬の使用率

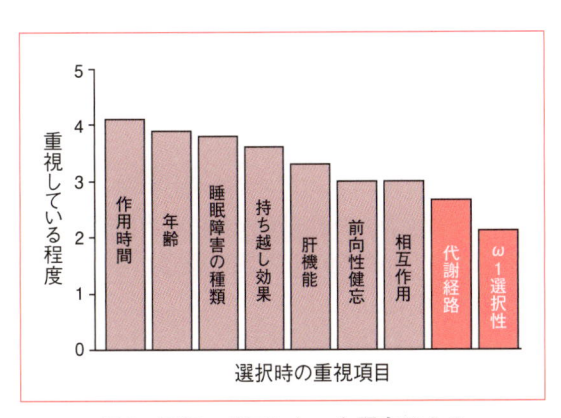

図2　医師へのアンケート調査による睡眠薬の選択時の重視事項

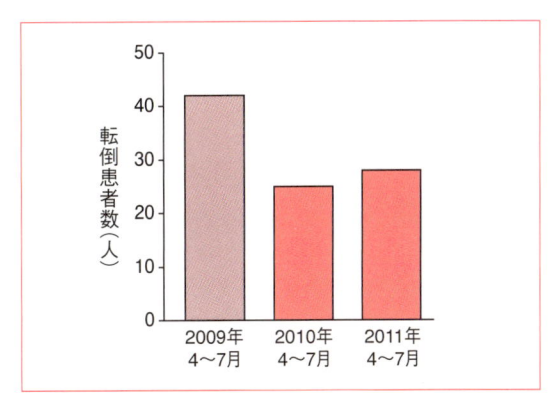

図4　対策前後の睡眠薬服用患者における転倒患者数

べ転倒患者の割合は40％および33％削減できた[3]。この結果は院内全体に情報発信され、効果の継続につながった。このように対策だけでなく、正しく評価を行うことが大切である。多くの報告では転倒に対する薬の影響を評価しているだけの場合が多く、転倒予防につながっていない。当院では電子カルテで非ベンゾジアゼピン系睡眠薬の使用推進を図ったが、クリニカルパスに睡眠薬を決めて導入している施設[6]もあり、このように病院全体で積極的に対策を行うことが大切である。

5 睡眠薬の処方制限と指示

　睡眠薬の処方は「頓用」が多く、「不眠時」の指示のみで1日の制限量の記載がない場合が多い。そのため、高齢者では制限量を超えて投与され、転倒につながる事例が複数認められた。当院の指示を調べた結果、1日の制限量の記載が認められた処方は14％に過ぎず、制限量の記載等の周知徹底を図った。一方、これら「頓用」の処方では10回分が多く、余った睡眠薬の返却は毎月400錠程度もあった。返却までの日数も非常に長く、病棟で過剰な薬や不必要な薬が在庫され、リスクを高めていた。そのため、睡眠薬の「頓用」は5回分までとした。その結果、返却までの日数も大部分は1週間以内になった。

6 転倒後の損傷の考慮

　インシデント報告では影響レベルがより重要である。転倒では損傷に対する医療費が高額であり、わが国では医療・介護費用の2％弱[7]、EUでは入院治療費が18億ユーロと試算されている[8]。転倒予防対策では転倒損傷を考慮した対策が求められる。当院ではインシデント報告から、転倒後に骨折疑いでX線撮影した患者や後頭部等の打撲により頭部CT撮影した患者は筋弛緩作用が強いロヒプノール®錠やデパス®錠で多く、マイスリー®錠に比べ、相対リスクはそれぞれ38および49と大きく注意が必要な薬であることが示され、入院患者への両薬剤の使用を避けるように周

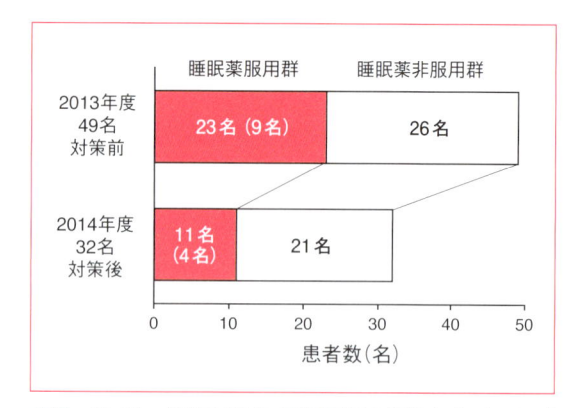

図5　非ベンゾジアゼピン系睡眠薬の推進およびロヒプノール®錠とデパス®錠の使用抑制対策前後における転倒後にCT・X線撮影を行った患者数の推移

（　）はデパス®錠服用患者

知した[9]。その結果、ロヒプノール®錠やデパス®錠の使用量が減少し、図5に示すように転倒後にX線や頭部CT撮影した患者は半減した。これらの改善結果も院内に周知し、対策の継続を行っている。なお、当院では転倒後に頭部CT撮影を行った患者数はX線撮影に比べ4倍多かった。

7 多職種への情報提供

　インシデント報告の解析では薬に関するデータだけでなく、多くのデータを収集し、結果を他職種へ情報提供して活用することが大切である。一例として、当院ではスリッパに関連した転倒事例が複数あったことから、事務職に依頼して入院案内にスリッパやサンダルの禁止を記載した。車いすによる転倒事例も多く認められたことから、全車いすを調べた結果、136台中40台でブレーキが故障しており、修理を行った。

　転倒ではアセスメントが重要であるが、転倒後等の再評価が不十分な場合が多い。当院では複数回転倒する患者が年間40名程度認められるが、約40％は再評価が行われていない患者であった。2012年では再評価は50％程度しか行われていなかった。そのため、医療安全責任者が再評価を周知徹底した結果、その後、削減され再評価が行われていない割合は9〜14％で推移している。

JCOPY 88002-767

まとめ

　転倒予防チームにおいて、薬剤師は薬の専門家として薬の影響を調査し、対策およびその効果を検証することが責務である。薬の影響は各施設のインシデント報告を解析して調べるが、薬剤師は医療職の中でも解析が得意な職種である。インシデント報告の解析では多くの因子を含めて行い、各専門職に情報提供することで転倒予防チームとしてより効果的に予防対策に貢献すべきである。

文　献

1) Avidan AY, Fries BE, James ML, et al. : Isomnia and hypnotic use, recorded in the minimum data set, as predictors of falls and hip fractures in Michigan nursing homes. J Am Geriatr Soc **53** : 955-962, 2005

2) Tamiya H, Yasunaga H, Matusi H, et al. : Hypnotics and occurrence of bone fractures in hospitalized dementia patients : a matched case-control study using a national inpatient database. PLoS One **10** (16) : e0129366, 2015. doi:10.1371/journal.pone.0129366

3) 大谷道輝, 菊池哲也, 大沢幸嗣, 他 : 転倒事故に及ぼす睡眠薬の選択の影響とその防止策―医療安全対策における薬剤師の役割―. 医療薬学 **37** : 253-260, 2011

4) 小田真司, 井上智喜 : Z-drugとベンゾジアゼピン系睡眠薬の転倒率調査. 新薬と臨床 **64** : 1468-1473, 2015

5) 厚生労働科学研究・障害者対策総合研究事業「睡眠薬の適正使用及び減量・中止のための診療ガイドラインに関する研究班」および日本睡眠学会・睡眠薬使用ガイドライン作成ワーキンググループ編 : 睡眠薬の適正な使用と休薬のための診療ガイドライン―出口を見据えた不眠医療マニュアル―. 2013

6) 眞鍋伸次, 東原将弘, 岩部寛之, 他 : 不眠を訴える入院患者の転倒・転落防止に対するラメルテオンを用いたクリティカルパス導入の有用性. 新薬と臨床 **60** : 2271-2277, 2011

7) 林　泰史 : 転倒により費やされる医療・介護費用. 日本医師会雑誌 **137** : 2297-2301, 2009

8) Panneman MJ, Goettsch WG, Kramarz P, et al. : The costs of benzodiazepine-associated hospital-treated fall injuries in the EU : a pharmo study. Drug Aging **20** : 833-839, 2003

9) 大谷道輝, 郡　妙恵, 松元美香, 他 : 入院患者における転倒後の状況に及ぼす睡眠薬の影響. 睡眠医療 **7** : 217-223, 2013

8 健康運動指導士

公益財団法人 身体教育医学研究所 健康運動指導士 **岡田 真平**
島根県雲南市立 身体教育医学研究所うんなん 健康運動指導士 **北湯口 純**
長野県東御市立 みまき温泉診療所 理学療法士・健康運動指導士 **半田 秀一**

Point

- 国が進める健康づくり対策の一環として健康運動指導士の養成が進められてきた。
- 安全で効果的な運動プログラムを提供することが健康運動指導士の役割である。
- 地域在住高齢者を対象とした転倒予防において、運動介入の有効性が示されている。
- 転倒予防チームの中で、健康運動指導士は主に集団で実施する運動を指導し、高齢者の運動意欲を高める。
- 地域包括ケアの推進において、健康運動指導士は介護予防・転倒予防の担い手の一員としての役割を担う。

 健康運動指導士とは？

国が進める健康づくり対策は、1978年度から10年間の第一次国民健康づくり対策、1988年度から12年間の第二次対策（アクティブ80ヘルスプラン）、2000年度から13年間の第三次対策（21世紀における国民健康づくり運動＝健康日本21）、そして2013年度から始まった第四次対策（健康日本21［第二次]）と展開してきた。第一次対策では、健康づくりの3要素（栄養、運動、休養）の健康増進事業の推進が掲げられ、特に保健師、栄養士等のマンパワーの確保が進められた。しかし第二次対策に移行するにあたって、健康づくりの3要素のうち運動習慣の普及が遅れていることが指摘された。そこで、運動習慣の普及に重点を置いた健康増進事業を推進するマンパワーを確保するために、厚生大臣（当時）が認定する運動指導者の養成事業が1988年に始まり、健康運動指導士が生まれた。

健康運動指導士とは、「保健医療関係者と連携しつつ、個々人の心身の状態に応じた、安全で効果的な運動を実施するための運動プログラムの作成および実践指導計画の調整等を行う役割を担う者」と定義され、現在は公益財団法人健康・体力づくり事業財団が資格認定を行っている。生活習慣病の予備軍やハイリスク者への運動・身体活動支援、介護予防のための運動指導等、一次予防だけでなく二次予防も含めた健康づくりのための運動を指導する専門家として期待されている。また同財団は、「医学的基礎知識、運動生理学の知識、健康づくりのための運動指導の知識・技能等を持ち、健康づくりを目的として作成された運動プログラムに基づいて実践指導を行うことができる者」として健康運動実践指導者も養成しており、健康運動指導士と両輪となって生涯を通じた国民の健康づくりに貢献する人材に位置づけられている。

健康運動指導士の養成カリキュラムにおいて、転倒予防は「健康づくり運動の実際」の中の「介護予防と運動」の項において、①運動中の転倒予防、②将来的な転倒の予防、という内容で取り上げられている[1]。また、健康運動指導士・健康運動実践指導者の有資格者のうち、「診療所、病院等」「老人介護・保健・福祉施設等」への所属が約2割を占め、所属先で最も多い「アスレチッククラブ・フィットネスクラブ等」も高齢者の利用割合が高まっている（図1）。健康運動指導士等が転倒予防活動に果たす役割は今後ますます大きくなるであろう。

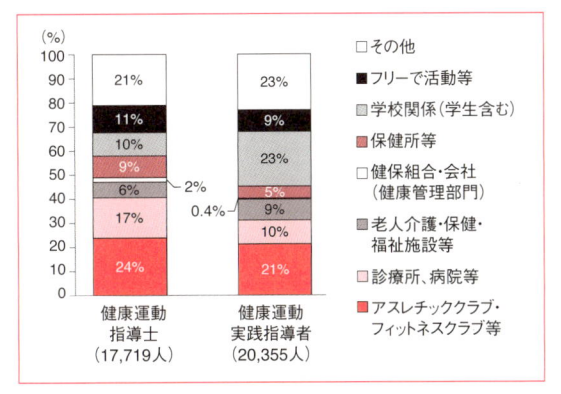

図1　健康運動指導士・健康運動実践指導者の有資格者の所属先（2016年1月現在）

（公益財団法人健康・体力づくり事業財団の公開情報（http://www.health-net.or.jp/）より作図）

 運動介入による転倒予防のアプローチ

　地域在住高齢者を対象とした転倒予防の介入効果に関する研究の蓄積から、運動介入が、プログラム実施の形態や内容によって転倒率や転倒者数にどの程度影響を及ぼすかのエビデンスが示されている[2]。実施形態が集団か個別か、実施内容が複合的な運動か単一種目か等によって効果の有無

や程度に違いはあるが、健康運動指導士等が専門とする「集団で実施する運動（group exercise）」において、複合的な運動、歩行・バランス・機能的トレーニングの組み合わせ、太極拳といったプログラムを提供したり、個別に自宅で実践できる複合的な運動プログラムを提供したりすることで、介入がない場合に比べて2〜3割程度の転倒発生抑制の効果が期待できる（**表1**）。一方、介護施設や病院等虚弱高齢者を対象とした施設における運動介入による転倒予防効果が十分に示されているわけではなく[3]、より医療・介護的な側面が強い多因子介入が必要とされる。

　高齢者の転倒は、内的要因（性・年齢、疾患、服用薬剤、運動不足等）と外的要因（介護環境、人的体制、住環境、活動環境等）がそれぞれ関係して起こるが、転倒・骨折リスクが高い虚弱高齢者ほど、外的要因の制御による転倒予防介入のウエイトが高くなる（**図2**）。ただし、虚弱高齢者に対する運動介入は、転倒予防効果が不十分だとしても、効果の有無の視点だけに限定せず、運動実施に伴う生活の質（quality of life：QOL）の向上や、他者とのコミュニケーションの機会の提供といった意義もあり、安全に配慮しつつ楽しく体を

表1　地域在住高齢者を対象とした転倒予防のための運動介入の効果

介入内容	転倒率				転倒者数			
	効果[1]	効果量 [95%CI]	研究数	（対象者数）	効果[1]	効果量 [95%CI]	研究数	（対象者数）
集団で実施する運動（group exercise）								
複合的な運動	○	0.71 [0.63-0.82]	16	（ 3,622 ）	○	0.85 [0.76-0.96]	22	（ 5,333 ）
太極拳	○	0.72 [0.52-1.00]	5	（ 1,563 ）	○	0.71 [0.57-0.87]	6	（ 1,625 ）
歩行, バランス, 機能的トレーニング	○	0.72 [0.54-0.94]	4	（ 519 ）	×	0.81 [0.62-1.07]	3	（ 453 ）
筋力トレーニング	×	0.56 [0.19-1.65]	1	（ 64 ）	×	0.77 [0.52-1.14]	1	（ 120 ）
個別に実施する運動（individual exercise）								
複合的な運動の自宅実践	○	0.68 [0.58-0.80]	7	（ 951 ）	○	0.78 [0.64-0.94]	6	（ 714 ）
日常生活活動におけるバランス・筋力トレーニング（LiFE）	○	0.21 [0.06-0.71]	1	（ 34 ）	×	0.73 [0.39-1.37]	1	（ 31 ）
バランストレーニング	×	1.19 [0.77-1.82]	1	（ 128 ）				
筋力トレーニングの自宅実践	×	0.95 [0.77-1.18]	1	（ 222 ）	×	0.97 [0.68-1.38]	1	（ 222 ）
一般的な身体活動（ウォーキング）					×	0.82 [0.53-1.26]	1	（ 196 ）

1）効果の○は「効果を示す疫学的根拠がある」、×は「現時点で十分な疫学的根拠がないことを示すが、効果がなく無意味という意味ではない」ことを示す。

（Gillespie LD, Robertson MC, Gillespie WJ, et al. : Interventions for preventing falls in older people living in the community. Cochrane Database Syst Rev 12 : CD007146, 2012[2] より引用）

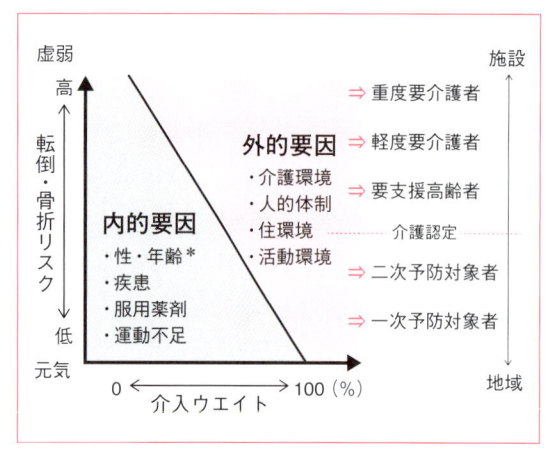

図2　高齢者の状態に応じた転倒・骨折の内的・外的要因への介入ウエイトの違い

＊介入不可

動かす時間を持つことは望ましいと考えられる。一方、地域在住高齢者の一次予防・二次予防の場面では、運動介入による転倒予防効果が得られやすいことから、そのウエイトが高くなる。いずれにせよ、健康運動指導士は様々な場面において、高齢者個々の状態に配慮しつつ、「安全で、効果的で、楽しい」運動を指導することが求められる。

③ 転倒予防チームで活きる健康運動指導士"らしさ"とは？

わが国における転倒予防の草分け的な取り組みであった旧称東京厚生年金病院（現JCHO東京新宿メディカルセンター）の「転倒予防教室」は、総合的な健康診断や身体機能測定と複合的な運動プログラム、個別的な健康・生活指導を組み合わせた構成であり、医師（内科、整形外科、リハビリテーション）、看護師、理学療法士、作業療法士、薬剤師、放射線技師、健康運動指導士等の多くの職種がかかわっていた。この多職種連携の転倒予防チームの中で、健康運動指導士は、ストレッチング、筋力トレーニング、歩行指導、水中運動、バランストレーニングの要素を含む動作の練習やリズム運動（太極拳風の運動を含む）、楽しさ・達成感・複数課題等を求める「運動あそび」等、複合的な運動プログラムを集団に対して

指導する役割を担っていた[4]。

個々の高齢者に対する配慮は、理学療法士が事前に個別の歩行評価や痛みへの対応、その他運動機能全般に関して指導し、集団での運動プログラムへの導入をバックアップしていた。加えて、実際に集団で実施する運動プログラムの現場では看護師が高齢者の状態を観察し、運動実施時の安全管理をサポートしていた。特に高齢者の運動指導の場合、安全性の確保と、効果や楽しさの追及は表裏一体である。健康運動指導士は、転倒予防に効果的な運動を楽しく行うアプローチを通して運動意欲を高め継続を促すことに主眼を置くが、一方で安全性の確保を最優先に考え、状況に応じて運動中止の判断ができる医療専門職のサポートがある環境が理想である。高齢者自身、運動をやりたいという気持ちと、実際にできるかどうかの不安、さらには他者よりも劣らずに動ける自分でいたいという自尊感情等、様々な思いを抱いて運動プログラムに参加していることが多い。また、加齢に伴う身体機能、認知機能の低下もあることから、心身両面で高齢者の運動参加をサポートできる状況を整えて転倒予防プログラムを提供することが望ましい。

一方、地域において転倒予防プログラムを展開する場合、病院のように充実したスタッフ体制で多職種連携チームによる転倒予防介入を行うことは現実的に難しい。基本的には、自立度の高い高齢者に対する一次予防としての介護予防・転倒予防の取り組みにおいて、高齢者自身が日常生活の中で加齢に伴う運動器の機能低下の予防・改善のための運動を実践できるように支援することが求められる。健康運動指導士は、地域活動にかかわる様々な場面で、運動の開始・継続の行動変容を促すと共に、QOLを高める場づくりに関与し得る。その場合、健康運動指導士＝指導者、高齢者＝参加者という関係性だけにとどまらず、高齢者同士が定期的に運動を行う活動をサポートする（例：介護予防・転倒予防等の活動を組織化するための住民グループのリーダーの養成や、グループでの活動内容の核となる運動プログラムの作成等）等、地域の実態や資源に応じた創意工夫が必

要になる。こうしたかかわりにおいて、健康運動指導士は、地域包括支援センターの保健師や主任ケアマネージャー等と連携し、今後取り組むべき地域包括ケアシステム（住まい・医療・介護・生活支援・介護予防）の構築に向けて、高齢者が地域でいつまでも元気に暮らすための介護予防・転倒予防の担い手の一員としての役割を担うことが期待される。

文　献

1）清野　諭：介護予防と運動．健康運動指導士養成講習会テキスト（下）（岡田真平, 川久保清, 小室史恵, 他編）．公益財団法人健康・体力づくり事業財団, 東京, p497-509, 2016

2）Gillespie LD, Robertson MC, Gillespie WJ, et al. : Interventions for preventing falls in older people living in the community. Cochrane Database Syst Rev **12** : CD007146, 2012

3）Cameron ID, Gillespie LD, Robertson MC, et al. : Interventions for preventing falls in older people in care facilities and hospitals. Cochrane Database Syst Rev **12** : CD005465, 2012

4）岡田知佐子, 柏口新二：［東京厚生年金病院］元祖「転倒予防教室」の概要．ここまでできる高齢者の転倒予防 これだけは知っておきたい基礎知識と実践プログラム（武藤芳照 総監修）．日本看護協会出版会, 東京, p111-114, 2010

3章

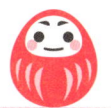

多職種連携による
転倒予防チームの活動の実際

1 地域における転倒予防チーム

1) 地域ぐるみの運動の普及を通した転倒予防活動 ～島根県雲南市の事例～

島根県雲南市立 身体教育医学研究所うんなん 健康運動指導士 **北湯口 純**
島根県雲南市 健康福祉部健康推進課 保健師 **高橋 典子**
島根県雲南市立 身体教育医学研究所うんなん 健康運動指導士 **吾郷 千歳**

Point

- 地域在住高齢者への運動普及は転倒・傷害予防に重要である。
- 安全かつ効果的な運動普及のために多分野多職種の連携・協働は必須である。
- 国内外で地域人材の育成による運動普及の成果が報告されている。
- 地域ぐるみの転倒・傷害予防研究は少なく現時点で有効性は不明である。
- 多分野多職種の連携・協働による息の長いプロジェクト遂行が重要と考えられる。

 1 地域住民の身体活動の促進と転倒予防

身体活動の促進が健康増進や介護予防に寄与することは様々な研究で明らかにされている。しかし、日本人の身体活動量（歩数）は減少する傾向にあり、非活動的な生活を送る者は多い。こうしたなか、特に高齢期において、廃用症候群（生活機能低下を引き起こしやすい生活不活発状態）やフレイル（生理的な予備能力の低下あるいはストレスに対する抵抗性の低下により健康障害を引き起こしやすい状態）を有する者の増加が懸念されている[1]。世界に類を見ない高齢社会を迎えているわが国では、その対応として、いかに地域に暮らす高齢者の身体活動を促進して生活機能・体力の維持・向上を図り、転倒による傷害を含む運動器疾患を地域全体として予防していくかが喫緊の課題となっている。

ここでは、人口減少・少子高齢化の進展が著しい中山間地域・島根県雲南市（以下、当市）において、地域・医療・保健・福祉等の多分野多職種が連携することで取り組んできた、地域ぐるみの運動の普及を通じた転倒・介護予防活動の事例を紹介する。

 2 地域ぐるみの運動普及に向けて

❶ 対象地域の概況（地理・人口）

当市は、5町1村の合併により平成16年に誕生した。市の南部は中国山地に至り、北部は出雲平野に続いていることから、標高差が大きく、総面積553.7km²の大半を林野（79.2%）が占める中山間地域である。人口・高齢化率は、平成7年に48,248人・24.6%（5町1村）、平成17年に44,403人・31.4%（市合併後）、直近の平成27年10月末時点では40,590人・35.7%と、年々人口の減少と高齢化が進んでいる。さらに、高齢化と共に要介護認定者数が増加している（平成17年度では2,378人、平成22年度には3,591人）。

❷ 高齢化先進地域での取り組み

わが国では、急速に進展する高齢化への対応として平成12年4月に介護保険制度をスタートし、平成18年には「介護予防」を重視する施策へと制度の改正がなされた。現在では各地で介護予防の取り組みが行われている。

当市合併前の旧吉田村（現吉田町）では、村民の4分の1が高齢者となった平成7年（高齢化率26.0%、現在のわが国と同率）から、「健康寿命が長く、医療費がかからない地域づくり」を実現し

ようと、いち早く地域在住高齢者の介護予防事業を展開してきた。具体的には、温水プールとトレーニングルームを有する高齢者福祉施設を拠点に、地元開業医（内科）や、高齢者の運動処方に精通する専門医（整形外科・内科）の指導の下、保健行政・地域住民の連携と協力によって、膝・腰が痛い高齢者でも安全に行える水中・陸上運動を組み合わせたプログラムを約2週間に1度のペースで実施するという、高齢者の健康・体力づくりプログラムを開発・推進してきた。このプログラムには65歳以上の住民の約3分の1が継続して参加し、体力の維持・向上、転倒発生率の抑制の他にも、中長期的な成果として、未参加住民と比べて要介護状態への移行が抑制されるという介護予防効果まで確認されている[2]。この成果は、高齢化の急速な進展に対応する地域の介護予防施策として、医療・保健・福祉・地域等の多分野多職種が連携・協力する重要性を示唆するものであった。

❸ 多分野多職種連携のための活動基盤の構築

当市では、こうした背景をもとに地域ぐるみの健康づくり・介護予防活動に力を入れてきた。その一環として、多分野多職種連携による地域ぐるみの介護予防活動を推進する独自の機関（身体教育医学研究所うんなん）を平成18年に設置した。この機関は、関連行政部門（保健・福祉・教育・スポーツ等）との組織横断的な連携はもとより、県・地元医師会、大学等の複数の専門機関による指導・連携・協力のもと地域の健康福祉に資する多様な活動を展開している。また、「地域ぐるみ」で最も基本・重要となる住民主体の地域づくりを推進するための施策として、当市では「小規模多機能自治（地域住民が地域課題を自ら解決して自地域の振興発展を自ら図れる地域自主組織）」の推進にも力を入れている。地域の多様性に応じ多面的かつ重層的にアプローチを展開していく上では、多分野多職種連携による「協働」の活動基盤・体制づくりが最も重要と考えられる。こうした基盤整備を図りながら、地域ぐるみの介護予防活動を展開している。

③ 住民運動ボランティアによる運動普及

❶「地域運動指導員」の養成

公共施設等へのアクセスに不便の多い中山間地域では、健康づくりや介護予防の取り組みを施設等への拠点参集に頼るのは限界があり、居住地域にかかわらず住民が身近で効果的な運動のノウハウを得られるような環境づくりが重要である。その一環として、「地域運動指導員」と称する住民運動ボランティアを通じた地域への運動普及に取り組んできた[3]。前述の独自機関が中心となり平成18年から全市的な取り組みとして展開しており、これまで130人の地域運動指導員が養成されている。

こうした活動の成果は国内外で報告され始めている[4,5]。近年では、社会での人や地域間の関係性（社会的な結びつき、つながり・ネットワーク）の良好さが、健康状態や生存にポジティブな影響を及ぼすことが明らかになってきている[6]。たとえば、喫煙等の様々な健康行動にも関係性が影響する可能性が指摘されており、当地域を対象とした研究でも精神的健康状態との関連が確認されている[7]。こうした知見からは、いわゆる「人や地域のつながり」に配慮したアプローチが重要である可能性がうかがえる。実際、保健・医学分野では、このような社会的ネットワークを利用した「ネットワーク介入」に対する関心が高まっている[8]。

❷ 活動の実際

前述の理論的な背景も踏まえ、地域運動指導員は様々な活動を展開している。具体的には、転倒予防として太極拳の要素を取り入れたリズム運動を地域の高齢者が寄り合うサロン等で実践指導したり、市ケーブルテレビで放映されている腰痛・膝痛予防の体操番組に出演したり、日常的に出会う身近な人へ身体活動にかかわる声かけを行ったりする等、一人ひとりが自身の得意なスタイルで活動している（表1）。年間活動実績は、サロン等での高齢者に対する運動実践支援で約7,000人、日常会話内での声かけで約6,500人（それぞれの

表1 住民運動ボランティア・リーダー（地域運動指導員）の主な活動内容

1. 日常会話内健康支援（声かけの励行）
地域の知人や家族等身近な人に対して日頃から声かけ（励まし、称賛、アドバイス、お誘い等）を行い、意識定着や行動促進を図る。
2. 地域および市の健康づくり・介護予防の取り組みの支援と実技指導
研修で得た知識や技術に基づき、地域や市の取り組みで体操や手軽な運動あそびを行う。
3. 地域づくり活動への参画と支援
地域組織（自治会等）の活動に積極的に参画し、身体活動・運動に関する取り組みが推進されるよう提言等を行い、支援する。

（北湯口純, 福島理恵, 須藤晴紀：「地域運動指導員」の育成を介した転倒予防活動の方法と課題―島根県雲南市の事例―. Modern Physician 34（10）：1221-1223, 2014[3]より転載）

べ人数）と、高齢人口が約12,000人の当市ではインパクトのある取り組みとなっている。今後、転倒予防効果はもとより、要介護状態や医療・介護費への影響、費用対効果等も含めた総合的な検証を進める予定である。

地域ぐるみの転倒予防活動の重要性

❶ ポピュレーション（集団）戦略

地域での介護予防施策として、ポピュレーション・アプローチ（地域の全高齢者を対象とする集団戦略）とハイリスク・アプローチ（生活機能の低下した高齢者を対象とする個別・小集団戦略）の両者を有効に組み合わせた展開が推奨されている。地域在住高齢者の転倒予防のエビデンスとしては、転倒リスクを有する高齢者を対象に小集団あるいは家庭・施設等で個別に行われるハイリスク・アプローチの知見が主流である。一方、地域全体を対象としたポピュレーション・アプローチの知見は限られている。高齢化の進展に伴い、地域全体でいかに転倒による骨折等を含む運動器疾患を予防するかといったポピュレーション（集団）戦略への関心はより高まると考えられる。

❷ エビデンスの実際

世界各地の転倒・傷害予防のポピュレーション

研究の成果をまとめたレビュー論文によれば、ポピュレーション戦略は転倒による傷害を6～33％減少させていたと報告している。その戦略の中身としては、地域として安全なまちづくり（例：WHOセーフコミュニティ[9]）を進めるなかで転倒・傷害予防に取り組む等、地域一体の活動推進とその基盤整備を重視している点が共通していた。ただし、一つひとつの研究の質が低く（ランダム化比較試験ではない）、その有効性を結論付けるには至っていないという現状がある[10]。

米国のコネチカット州で行われた地域レベルでの大規模な研究では、在宅ケア対象者や外来リハビリ患者に対し、医療従事者を介して日常的に転倒予防に関連する良質な情報を普及した地区では、普及しなかった地区と比べて転倒による外傷が減少したと報告されている[11]。地域レベルでの転倒による傷害予防の可能性を示唆した貴重な報告であるが、実施の困難さからポピュレーション研究は非常に限られており、現状その効果は不明である。今後、質の高いポピュレーション研究とその成果の蓄積がますます重要である。

地域ぐるみの転倒予防戦略の展望

現代社会では、情報技術の急速な発展により、人々が消費できる情報量をはるかに上回る量の情報が流通している[12]。こうしたなか、地域に暮らす人々が転倒・介護予防の効果的な情報を享受するには、情報の質の向上はもとより、その情報を効果的かつ効率的に必要とする人々に届けられる仕組みが必要である。その実現にとって多分野多職種の連携・協働が重要であることはいうまでもない。そして、それらの体制に基づく活動を中長期的に継続していくことが重要である。運動促進のポピュレーション介入の効果は、短期（1年）ではなく中長期的（3年以上）に表れてくる可能性が指摘されている[13]。地域レベルの転倒予防の実現に向けて、多分野多職種の連携・協働による息の長いプロジェクト遂行とそのための基盤・仕組みづくりが必要であろう。

文　　　献

1）日本老年医学会：フレイルに関する日本老年医学会からのステートメント. 2014（http://www.jpn-geriat-soc.or.jp/info/topics/pdf/20140513_01_01.pdf）［参照 2015. 11. 4］

2）Kamioka H, Ohshiro H, Mutoh Y, et al. : Effects of long-term comprehensive health education on the elderly in a Japanese village: Unnan cohort study. Int J Sport Health Sci **6** : 60-65, 2008

3）北湯口純, 福島理恵, 須藤晴紀 :「地域運動指導員」の育成を介した転倒予防活動の方法と課題—島根県雲南市の事例—. Modern Physician **34**（10）: 1221-1223, 2014

4）Layne JE, Sampson SE, Mallio CJ, et al. : Successful dissemination of a community-based strength training program for older adults by peer and professional leaders: the people exercising program. J Am Geriatr Soc 56 : 2323-2329, 2008

5）重松良祐, 大藏倫博, 中垣内真樹 : 効果検証された運動プログラムを地域に普及させるボランティア活動の評価. 健康支援 **15** : 13-24, 2013

6）Holt-Lunstad J, Smith TB, Layton JB : Social relationships and mortality risk: a meta-analytic review. PLoS Med **7** : e1000316, 2010

7）Hamano T, Fujisawa Y, Ishida Y, et al. : Social capital and mental health in Japan: a multilevel analysis. PLoS One **5** : e13214, 2010

8）鎌田真光 : 身体活動を促進するポピュレーション戦略のエビデンスをいかに作るか？ —ポピュレーション介入研究に関わる理論と枠組み—. Res Exerc Epidemiol **15** : 61-70, 2013

10）McClure R, Nixon J, Spinks A, et al. : Community-based programmes to prevent falls in children: a systematic review. J Paediatr Child Health **41** : 465-470, 2005

9）日本セーフコミュニティ推進機構：セーフコミュニティ Q & A.（http://www.jisc-ascsc.jp/sc_faq.html）［参照 2016. 3. 9］

11）Tinetti ME, Baker DI, King M, et al. : Effect of dissemination of evidence in reducing injuries from falls. N Engl J Med **359** : 252-261, 2008

12）情報通信政策研究所調査研究部 : 我が国の情報通信市場の実態と情報流通量の計量に関する調査研究結果（平成21年度）—情報流通インデックスの計量— 2011.（http://www.soumu.go.jp/main_content/000124276.pdf）［参照 2015. 11. 6］

13）Baker PR, Francis DP, Soares J, et al. : Community wide interventions for increasing physical activity. Cochrane Database Syst Rev **4** : CD008366, 2011

1 地域における転倒予防チーム

2) 地域づくりをめざした転倒予防活動 ～長野県東御市の活動～

公益財団法人 身体教育医学研究所 健康運動指導士　岡田 真平
長野県東御市立 みまき温泉診療所 理学療法士・健康運動指導士　半田 秀一
同 医師　奥泉 宏康

Point ✏️

- ● 長野県東御市は、地域づくりをめざした保健・医療・福祉の総合的な取り組みの中で、転倒予防活動の基礎を築いた。
- ● 長野県東御市は、介護保険制度の開始や予防重視型システムへの転換の中で、地域に密着した転倒予防活動を展開してきた。
- ● 今後構築される地域包括ケアシステムの5つの要素それぞれにおいて、転倒予防の視点が必要である。
- ● WHOのHealth in All Policiesの理念から、地域づくりの様々な場面で転倒予防活動を行うことができる。

① 長野県東御市の概要

　長野県東御市は県東部に位置し、北に上信越高原国立公園の浅間連峰の山々を有する面積112.3km²の小都市である。市内の東西方向には千曲川、長野新幹線、上信越自動車道が通り、南北方向には標高約500mの千曲川沿いに広がる市街地から標高約2,000mの湯の丸高原一帯まで標高差の大きい南斜面が広がっており、市の面積の半分以上を森林が占めている。歴史的には、平安期は官牧、中世は武家支配下、江戸期は街道の宿場町として繁栄した経過があり、明治の町村制以降は5つの町村（現在の小学校区）であった。その後、4つの町村は昭和の大合併で小県郡東部町となり、さらに2004年に北佐久郡北御牧村と合併して新たに東御市が発足した。

　市の人口は30,041人（2014年10月1日現在）、高齢化率（65歳以上人口割合）は28.1％であり、長野県全体の29.2％をやや下回るが、国全体の26.0％よりも高い。高齢化の進展により、要介護認定者、転倒ハイリスク者共に人数の増加が想定され、地域ぐるみの介護予防・転倒予防活動の必要性はますます高まっている。

② 東御市における転倒予防活動

　東御市における転倒予防活動の端緒は、合併前の旧北御牧村が当時の財団法人日本船舶振興会（現公益財団法人日本財団）の高齢者福祉モデル事業を受けて取り組んだ「ケアポートみまき」（以下、ケアポート）を核とした取り組みであった。施設の理念は「いつまでも健やかにいきいきと安心して暮らし続けたい、その願いをかなえる核となります」である。ケアポートは、村が設立した社会福祉法人みまき福祉会が主体となって運営し、1995年の開所当時から全室個室の介護老人福祉施設（特別養護老人ホーム：長期入所50床［現在66床］、短期入所10床［現在20床］）、デイサービス、訪問看護・介護等の高齢者介護サービスの提供と共に、室内プールでの運動を主体とした健康づくり・介護予防・リハビリテーションを住民自らが主体的に実践できる場を提供してきた。併設の公立みまき温泉診療所では一般診療と訪問診療を行い、さらに施設内に総合相談窓口が設置される等、地域の高齢者一人ひとりが必要とするサービスを総合的に受けられるよう、保健・医療・福祉の一体化が図られた。開所から現在までの間に、認知症対応型グループホームの開所、

ケアマネジメントを担う居宅介護支援事業所の開設、理学療法士の配置等、様々なニーズに応じてサービスが拡張されてきた。また、健康づくり・介護予防に関する研究と実践を担う機関として、1999年に身体教育医学研究所（以下、研究所）が開所し、行政、医療機関、社会福祉法人等と連携した一次予防活動を展開してきた。こうした保健・医療・福祉の総合的な取り組みもあり、1994年の旧北御牧村の一人あたり老人医療費577,088円（県内11位）から2003年には536,812円（県内99位）までに、10年間で年を追って低減する結果を残した[1]。

生活機能低下の予防や早期発見・対応等、介護予防・転倒予防に視点を置いた取り組みとして、2000年の介護保険制度の開始と同時に、地域在住高齢者を対象に市内各行政区（おおむね数十〜数百世帯で構成される住民自治の単位）を毎年巡回による身体活動・運動の実践を促進するための働きかけを、行政の保健師、研究所の健康運動指導士、診療所の理学療法士・医師等が連携して取り組んできた。当初は、高齢者の下肢機能低下に着目した簡便な移動能力測定を実施し、機能低下傾向が見られる高齢者のスクリーニングや、全参加高齢者向けに身体活動・運動の習慣化の指導を行い、その中で支援を必要とする高齢者には、医療機関受診やリハビリテーション等につなげてきた。介護保険制度が予防重視型システムに転換した2006年以降は、地域包括支援センターが実施する基本チェックリストに基づくスクリーニングを行い、支援を必要とする高齢者を民間介護・福祉事業所等が担う二次予防事業につなげる仕組みに移行した。一次予防としての身体活動・運動の習慣化の啓発は、引き続き毎年の行政区ごとのアウトリーチ活動を、地域のサロンや高齢者クラブ等の場を活用しつつ、行政と研究所および地域住民が協働で継続的に実施してきた[2]。

こうした介護予防・転倒予防の一次・二次予防的なアプローチでは、転倒予防や生活機能の低下予防に焦点を当てて地域住民に必要な情報を届け、低下傾向にある人を見つけ、個々に有効なサービスにつながるように支援してきた。高齢者の多くはこうした支援をきっかけに、たとえば農作業を始めとする労働への従事が継続できたり、リハビリテーション目的で始めた運動が仲間づくりや生きがい活動に発展する等、心身機能の維持・改善から、生活活動の向上、さらには社会参加の促進等、総体的に健康状態を高める方向に結びついてきた。

③ 地域づくりの方向性と転倒予防

合併後の東御市において、医療分野では2つの公立を含む12の医療機関が住民の日常生活に密着した医療サービスを担っている。公立診療所では2016年から転倒予防に特化した外来も開設している。また、介護・福祉分野では、市内すべての民間介護・福祉事業所で構成される連絡会があり、事業所間および行政の福祉部門等との横の連携を図っている。各事業所は、介護保険サービスの提供だけでなく、運動器の機能向上事業を始めとする介護予防事業も担い、地域の介護・福祉サービスの充実に寄与している。健康づくり・介護予防分野では、行政区、小学校区（合併前の5つの旧町村に該当し、東御市はこの区単位の地域づくりを進めている）、市全域と、地域の3つの階層それぞれにおける地域住民同士のつながりを活用した健康づくり・介護予防の取り組みが進められている。各行政区では、社会福祉協議会が委嘱する福祉運営委員が、集会所での定期的なサロン活動を住民主体で企画・運営し、介護予防に寄与する場が設けられている。各小学校区では、介護予防サポーター（地域住民）を中心に、地域包括支援センターや運動指導者等がサポートする介護予防教室が定期的に開催されている。また、市民協働のまちづくり指針に基づいてすべての小学校区で地域づくり組織が立ち上がり、各組織の中で高齢者の健康や安全・安心の暮らし等を検討する機会も設けられている。市全域では、医療、介護、公的機関だけでなく、地域住民の健康と生活に資する様々な社会資源（運動実践に関しては、民間運動施設、公園、ウォーキングロード等）の有効活用を推進している[3]。

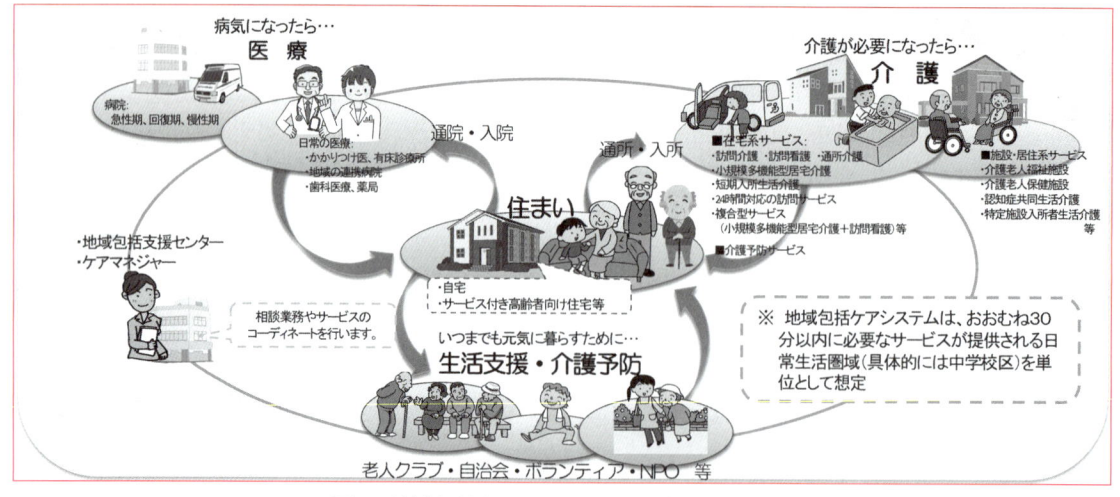

図1　地域包括ケアシステムの姿（厚生労働省）

　国全体の方向性として、団塊の世代が75歳以上となる2025年に向けて、医療、介護、住まい、生活支援、介護予防が包括的に確保される地域包括ケアシステムを、各市町村が中心となって構築することが求められている[4]（図1）。東御市では、既存の資源と連携体制を継続・発展させることによって、システムとして機能し得ると考えられる。転倒予防は、地域包括ケアシステムの5つの要素である、医療（骨折・転倒への医療的対応や病棟内転倒予防等）、介護（施設内転倒予防等）、住まい（住居内転倒予防等）、生活支援・介護予防（多面的・包括的な転倒予防介入等）、のいずれにも関連し、各スタッフがチームを組むことで、様々な場面で転倒予防のための効果的な取り組みができると考える。

　東御市全体の地域づくりの方向性は、市が策定した「第二次東御市総合計画（2014～2023年の10年間）」に示されている。この計画の基本目標の一つに「共に支えあい、みんなが元気に暮らせるまち」があり、「元気で生きがいのある高齢社会をめざす」政策の中に介護予防の充実がある。転倒予防の取り組みは、狭義にはこの中に位置づけられるが、より広く捉えれば、基本目標の「安全、安心の社会基盤が支える暮らしやすいまち」「子どもも大人も輝き、人と文化を育むまち」「市民と共に歩む参画と協働のまち」等も関連する。世界保健機関（World Health Organization：WHO）が2010年に公表した『全ての政策において健康を考慮すること（Health in All Policies）に関するアデレード声明』は、「行政のあらゆる階層、すなわち市町村（中略）のリーダーや政策立案者に関与するもの」であり、「全ての部門が『健康と幸福』を政策展開の主要要素として取り込むことで、行政の目的が最もふさわしい形で達成される」とし、その理由を「健康と幸福の根本は保健部門の範囲外にあり、社会的、経済的に形成されるため」としている[5]。Health in All Policiesの理念に則って、今後も地域づくりの様々な場面で転倒予防活動を行うことが必要である。

文　　献

1) 岡田真平：老人医療費削減を実現した地域での取り組み. 月刊自治フォーラム **584**：25-31, 2008
2) 岡田真平：保健・医療・福祉に運動・スポーツを取り入れた試み. 月刊自治研 **54**（10）：31-36, 2012
3) 長野県東御市：官民協働で「運動しやすい」環境づくりを推進し、運動の日常生活化を図る. 公益財団法人健康・体力づくり事業財団：健康長寿社会を創る. p135-139, 2015
4) 厚生労働省：介護予防・日常生活支援総合事業のガイドライン. 2015
5) WHO, 南オーストラリア州政府：全ての政策において健康を考慮することに関するアデレード声明. アデレード, 2010（日本福祉大学翻訳, 2013）

2 病院における転倒予防チーム
1) 東名古屋病院の転倒予防チーム「チーム1010-4」の取り組み

国立病院機構 東名古屋病院 神経内科　**饗場 郁子**
同　医療安全管理室　**川上 喜美代**
同　看護部　**山之内 香帆**

Point ✎

- 転倒の発生状況を知ることから始めよう。
- 転倒の発生状況がわかると対策が立てられる。
- 患者・家族にも積極的に転倒予防に参加していただく。
- 楽しみながら転倒予防の具体的なメッセージを伝える。
- 院内組織との関係を大切にする。

　国立病院機構東名古屋病院（以下当院）は名古屋市の東の端に位置し、結核を含む呼吸器疾患医療、慢性神経疾患医療、リハビリテーション医療、一般医療を担う468床（うち53床休床）の病院である。神経内科病床は障害者病棟4個病棟202床、回復期リハビリテーション病棟60床のうち約半数を占め、急性期後の回復期や神経難病の診断・治療・リハビリテーション・ケアに力を入れている。入院患者の内訳は神経難病患者約80名、脳血管障害患者約40名で、通院患者も多い。

　当院の転倒予防チーム「チーム1010-4（てんとうぼうし）」は、院内の委員会ではなく、自主的な研究グループである。回復期リハビリ中の患者や神経難病患者等転びやすい患者が多く困っていたことから研究として取り組みを始め、10年以上研究を継続している。しかし初めから多職種チームであったわけではなく、チームの名称もなかった。チーム1010-4の立ち上げから現在までの経緯と現在の活動を紹介する（表1）。

 ### まずは実態の把握からスタート！

　当院ではパーキンソン病（Parkinson's disease：PD）や進行性核上性麻痺（progressive supranuclear palsy：PSP）を始め転倒頻度の高い神経疾患の患者の診療を行っていた。転倒は日常茶飯事であり、患者・家族も医療者も「転ぶのは病気のせいなので仕方がない」と考えていた。当時はよく転ぶ患者を入院させると「こんなに転ぶ人を入院させないでください」と医師は看護師から苦情をいわれていた。転倒しやすい患者の看護が大変だということをわかってもらうにはデータを出すのが一番よい方法だと考え、2001年に「PSP患者の転倒頻度のデータを出す」「いつ、どこで、どのように転んでいるのか調べる」ことを目的に、医師と看護師で研究を始めた。当初は対策を立てることまでは眼中になかった。まず転倒している患者の割合および転倒頻度をPSPとPDで比べることから調査を開始した。PSPの患者はPDに比べ転倒頻度がいちじるしく高いことが明らかになった。さらに転倒が生じる時間帯や、場所、転倒に直接関連する行動等を調査することでPSP患者とPD患者の転倒の実態が明らかになった[1]。

　翌年からは厚生労働省精神・神経疾患研究委託費（15指-3）「政策医療ネットワークを基盤にした神経疾患の総合的研究」（主任研究員 湯浅龍彦）の転倒・転落研究グループの中で多施設共同研究を行うこととなった。

表1 東名古屋病院におけるチーム1010-4および転倒チーム会の取り組み

年度	チーム1010-4（自主的なチーム）	転倒チーム会 （病院のリスクマネージメント部会の下部組織）
平成14	東名古屋病院で進行性核上性麻痺（PSP）の転倒調査開始	
平成15	厚生労働省精神・神経疾患研究委託費（15指-3） 「政策医療ネットワークを基盤にした神経疾患の総合的研究」 （主任研究員 湯浅龍彦）で転倒・転落共同研究開始　PSPと パーキンソン病（PD）患者の転倒・転落*1	
平成16	神経疾患入院・在宅患者における転倒の多施設共同研究	
平成17	神経疾患在宅患者における転倒の多施設共同研究前向き研究	
平成18年3月	「政策医療ネットワークを基盤にした神経疾患の総合的研究」 班の研究成果として、「自宅で転ばないために～神経疾患患者 の転倒・転落予防マニュアル」を発行	
平成18	厚生労働省精神・神経疾患研究委託費 神経疾患の診断・治 療・予防に関する包括的臨床研究班（18指-9）（班長 久野貞 子）転倒研究グループにて介入研究開始	
	神経疾患入院患者における転倒防止対策フローチャートを作成	
	在宅神経疾患患者に対する「転ばない生活講座」による転倒・ 外傷予防効果の検証	
平成19	PD在宅患者に対する「転ばない生活講座」による無作為割り 付け多施設共同前向き研究	
平成20	PD在宅患者に対する「転ばない生活講座」の長期的転倒・外 傷予防効果の検証	
	転ばない生活講座DVD作成	国立病院機構が作成した転倒アセスメントシートや 転倒事故防止計画表の使用促進と使用状況調査
平成21	国立病院機構EBM研究「医療・介護を要する在宅患者の転倒 に関する多施設共同前向き研究（J-FALLS）」*3	車いす点検表の作成や患者への転倒防止ポスター作 成
平成22	入院患者に対する転倒予防パンフレットの作成	車いす点検表の見直し
	神経難病患者における自主トレーニング手帳作成	転倒防止センサーの使用手順を作成
平成23	転倒防止に対する神経難病病棟スタッフ教育の実践―「転倒予 防トレーニング」の効果―	
	自作川柳による転倒予防啓発活動の効果検証―転倒発生率の変 化とアンケート調査―*2	転倒事故防止マニュアルの改訂
	チーム1010-4とネーミング	
平成24	ポスター掲示によるトイレでの転倒予防啓発効果	転倒防止センサー使用中のON・OFFカード作成
	転倒予防川柳日めくりカレンダーの作成とアンケート調査	療養環境点検表の活用を促進
平成25	外出泊時における転倒の実態調査	転倒アセスメントシート内に当院の患者層を踏まえ た補足内容を追加 認知症患者を対象とした転倒防止策アセスメント表 を作成
平成26	facebookページを開設	転倒防止入院時説明用紙を修正
	転倒予防川柳メールマガジン配信開始	転倒事故発生後の初期対応シートを作成
	PHP研究所より「転倒防止日めくり」発売	
平成27年1月～ 平成28年1月	医療　図説シリーズ「転倒予防」をチームで執筆	
平成27	エキスパートナースに転倒予防Q&Aをチームで執筆	転倒・転落のリスクの高い患者のベッドサイドラウ ンド実施
	第33回日本神経治療学総会にてハンズオンをチームで担当	

＊1 平成17年10月 国立医療学会 塩田賞受賞、＊2 平成23年9月 国立病院機構QC活動 東海北陸ブロック 特別優秀賞受賞、平成23年10月
転倒予防医学研究会 転倒予防大賞2011 実践部門大賞受賞、＊3 平成25年10月 転倒予防医学研究会 転倒予防大賞2013 学術部門大賞受賞

チーム1010-4は院内の自主的なチームであり、転倒チーム会はリスクマネジメント部会の下にある院内の正規の組織である。
　　　は観察研究、　　　は介入研究である。複数のメンバーが両チームに所属し、連携を図っている。

② 転倒予防対策の立案から多職種チームへ

　多施設共同研究を行うことにより、多数の転倒事例の分析が可能となり対策が立てられるようになった。転倒の具体的な状況を分析し、転倒予防対策を立案した[2]。また、すべての看護スタッフが標準化した転倒予防対策をとれるよう、転倒予防対策のフローチャートを作成した[2]。フローチャートは常に使用するのではなく、困った時に対策のたたき台として使用する。研究を進める中で、転倒の背景にある様々な要因に対し介入していくためには、医師・看護師のみでは解決できず、多職種で取り組む必要性が明らかとなった。その後、徐々にチームに参加する職種が増え、現在では医師（神経内科・整形外科・歯科）・看護師・理学療法士・作業療法士・薬剤師・管理栄養士からなる大きなチームとなった。多職種でチームをつくることはコミュニケーションの機会となり、転倒予防以外の業務でも垣根が低くなるという副次的な効果も生まれた。コミュニケーションがしやすい関係は、転倒予防に限らず医療安全の要である。

③ 患者・家族参加型転倒予防対策

　医療や介護を要する患者はすでに転びやすい多様な要因を持っていることが多い。医療者が転倒予防対策をとるのみでは不十分で、患者・家族も対策に参加してもらう必要がある[3]。対策を講じる際、患者の思いを聞き、患者の気持ちを対策に活かすことで、医療者が転倒予防に取り組んでいる姿勢が伝わり、信頼関係が生まれる。患者・家族も広い意味で転倒予防チームのメンバーと考えるとよい（**表2**）。

❶ 転びやすさを知る

　入院時には、医療者が転倒に対するアセスメントを行い、転倒しやすさを判定する。アセスメントは医療者のみが行うのではなく、患者・家族にも「自分がどれくらい転びやすいか」を知ってもらうために、当院では「あなたの転倒・転落の危

表2　患者・家族参加型転倒予防の具体的な内容

方法	具体的内容
①転びやすさを知る	転倒危険度チェック表をつけてもらう（図1）。
②患者の気持ちを対策に取り入れる	転倒予防対策を立案する際、患者・家族の気持ちを組んだ内容にする（図2）。「あなたは、どうしたらよいと思う？」
③転倒予防対策を伝える	患者自身も注意できるよう、マニュアルや説明シートを活用。要所要所にポスターや川柳を掲示する。例）在宅患者用転倒予防マニュアル　入院患者用転倒予防対策説明シート（図3）
④自主トレーニング	転ばないための自主トレーニングを行う。具体的な運動の内容や量は理学・作業療法士がアドバイス（図4）。
⑤転倒した場合の連絡方法	夜間も含め転倒した場合の家族への連絡方法を家族に確認する。例）ケガをした場合のみ連絡等

転びやすさを知っていただくことから始まり、対策を立てる、運動する等患者・家族も転倒予防に多角的に参加していただくことが大切である。

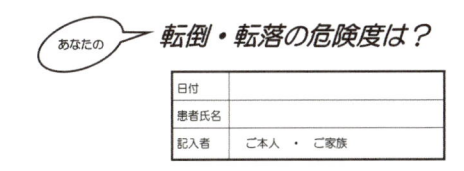

図1　患者・家族による転倒・転落危険度チェック用紙

自分がいかに転びやすいかを知っていただくため、入院日に患者・家族に記入してもらう。以前当院で使用していた転倒・転落アセスメントシートを改訂したものである。電子カルテに入っているので、いつでも使用可能である。

険度は？」というチェック表（図1）[4] をつけてもらっている。転倒は人ごとでないことを伝えるのが、最初の一歩である。チェック用紙は当院のホームページからダウンロードできるのでぜひご活用いただきたい。

❷ 患者・家族の気持ちを組んだ対策を立てる

入院患者に対しては「転倒予防についてのカンファレンス」が行われるが、通常医療者のみで対策を考える場合が多い。自分たちで考えた対策を押し付けるのではなく、「転倒しないために、あなたはどうしたらよいと思う？」と患者に問いかけ、患者の思いを組んだ対策を講じることをすすめる。患者・家族にカンファレンスへ参加してもらうのもよい方法である。

▶患者・家族参加型の転倒予防対策の実例（図2）

身の回りの整頓が好きな80歳代PDの男性。リハビリパンツ・尿取りパットを装着しており、時折尿失禁がある。ある時、棚の上にある尿取りパットを取ろうとして車いすから立ち上がったタイミングで転倒した。実際にオムツ交換をするのは看護師であるが、尿取りパットを補充しようとして転倒したとのこと。患者と相談し、車いすに座ったままでも手の届く位置に尿取りパットを数

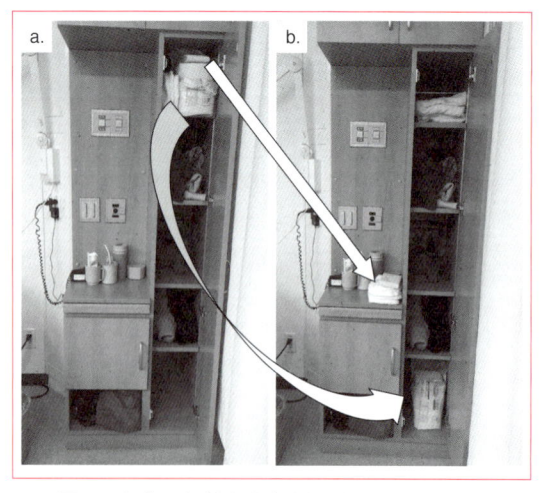

図2 患者の気持ちを転倒予防に活かした例

a：患者にとって必要な物品が棚の上段に収納されていた。
b：手の届く位置へ移動。

枚置くように変更したところ、高い棚の上に手を伸ばす必要がなくなり、また尿取りパットが手元にあるという安心感が得られ、転倒はなくなった。患者が納得のいく対策を共に考えることで転倒予防につながった事例である。

❸ 患者・家族にも転倒予防対策を伝える

転倒の要因や具体的な予防方法を伝えるためには、ことばだけではなく、様々な媒体を使うとよい。たとえば在宅患者向けの転倒予防マニュアルや、入院患者用転倒予防対策を記した説明シート（図3）、第1章で紹介した転倒予防の啓発ポスターや転倒予防川柳の掲示（4章の2、4参照）等である。転倒予防川柳は、患者・家族からの応募も多く、医療者の心に染みる句が多い。

在宅患者用転倒予防マニュアル[5] は、神経疾患の患者・家族向けに疾患ごとの転倒の特徴や対策をまとめたもので、当院のホームページからダウンロードできるので、ぜひお役立ていただきたい。入院患者用転倒予防対策説明シートは移動能力別に2種類作成し、A3サイズでラミネートし、その人に注意してほしい部分に赤のマーカーでラインをひいたり、◯をつけたりして用いる。個々の患者に合わせたオリジナルとして使用していただきたい（図3）[6]。

また、当院では患者・家族を対象に転ばない生活講座を年1回開催している。医師・看護師・理学療法士・作業療法士が具体的な転倒予防の方法を実演で伝える約1時間の講座である（表3）[7]。PD患者82名で30日間の8施設共同ランダム化比較試験を行ったところ、講座参加群では非参加群に比べ、転倒による外傷患者の割合が有意に少なく（p<0.01）、外傷回数も有意に少なかった（p<0.05）[8]。長期的には講座後10ヵ月間効果が持続した。講座のDVDを作成したので、お役立ていただけたら幸いである[7]。

❹ 自主トレーニング

転ばないためのトレーニングは、理学・作業療法士が行うリハビリだけではなく、リハビリ以外の時間に行う自主トレーニングが必要である。療

Q. 転ばないためにはどうすればいい？

☑ 遠くにあるものをとろうとして転倒することが多いので、<u>ベッドの近くによく使うものをまとめて置く</u>ようにしましょう。

☐ サイズの合う活動に適した服装を用意しましょう。

☐ ズボンのすそはかかとの上にしましょう。
　→長い場合は折り返して縫いましょう。

☐ 履き物はご自宅で使用しているものにしましょう。

　　☆ポイント：ゴム底などの滑りにくいもの、
　　　　　　　　着脱しやすいもの

　　※スリッパではなく靴タイプの
　　　脱げにくいものにしましょう。

Q. 眠り薬や安定剤を飲んでいる際の注意点は？

☑ 消灯前にトイレを済ませてから、薬を飲むようにしましょう。

☐ 夜間トイレに行く時はふらつくことがありますので、看護師をお呼び下さい。

☐ 服用するお薬の作用や注意点について、薬剤師または看護師から説明をいたします。

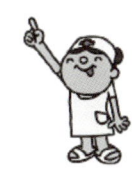
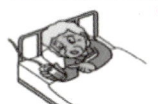
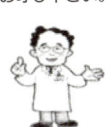

Q. 排泄の際の注意点は？

☐ トイレの際は看護師が付き添いますが、どうしてもそばを離れなければならない場合があります。看護師がくるまで立ちあがらずにお待ちください。

☑ ポータブルトイレを使用する場合、ベッドから降りる前に必ず看護師をよんでください。

☐ トイレの床は漏れていることがあります。十分ご注意ください。

☑ あわてて行動すると、思わぬ事故につながります。<u>早めにトイレに行く</u>ようこころがけましょう。

図3　入院患者用転倒予防対策説明シート（独歩患者用）

入院患者に、転倒予防のために注意してほしいことが書かれている。ラミネートしてあり、特に注意してほしい点について、上から赤マジックで線を引いたり、〇をつけて使用している。患者の食堂テーブルのうえ等に掲示している。

表3　転ばない生活講座の内容

1. 転倒って？　　医師
● 転倒の要因・頻度
● 自宅での転倒の特徴（疾患別）

2. 転ばないためにどうすればいい？　　看護師
● 転ばないための具体的な方法
● 転倒予防グッズ・受傷予防グッズの紹介

3. 転ばないためのリハビリ　理学療法士・作業療法士
● 移動時の注意点（立ち上がり方、歩き方、方向転換等）
● 自宅で安全にできるリハビリ
● 転倒した場合の立ち上がり方・転んだ人の起こし方

患者・家族を対象に多職種で転倒予防のエッセンスを実演で伝える約1時間の講座である。DVDあり、購入は当院ホームページ[7]より申し込み可能。

法士が患者に合った自主トレーニングの種類や量を指導する。「安全に行える」ことが前提であり、座位で行える訓練や臥床でできる訓練がよい（図4）[9]。よくある間違いは「歩くこと」がリハビリだと勘違いされていることである。歩くために必要な筋肉をストレッチし、かつ筋力をつける訓練は、転倒の危険がある患者の場合、座位あるいは臥床で行う。「歩くこと」は最終応用形であることを伝えるべきである。

　患者が自分で記入できるよう自主トレーニング用のシートや手帳の使用も有効である。自主トレをやったかどうか、転倒の有無、その他の出来事を記入し、医療スタッフとのコミュニケーションツールとして使っていただきたい。患者の日常の様子を知ることができ、大変有用である。

❺ 転倒した場合の連絡方法

　転倒既往のある患者の場合は、入院・入所日には、転倒が生じた場合の連絡方法を確認しておくとよい。当院神経内科では、基本的に入院患者全員に確認している。たとえば夜間転倒した場合、

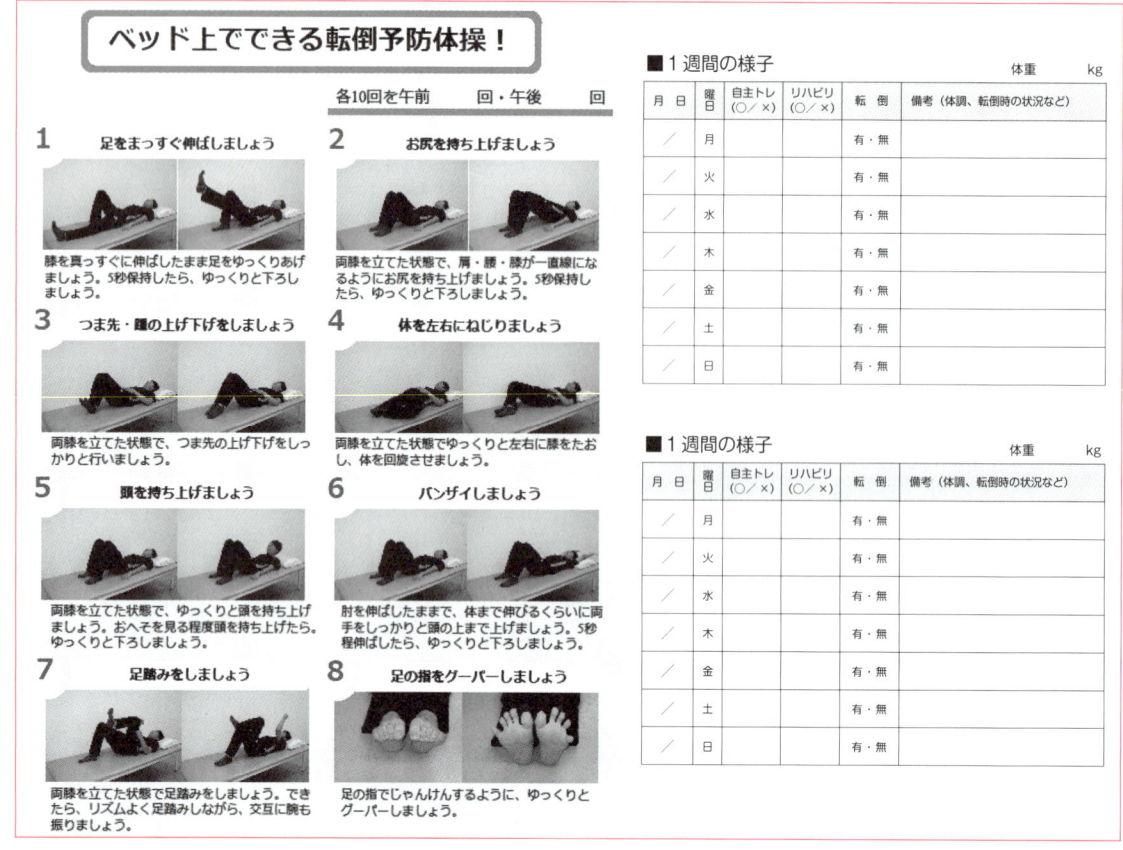

図4　自主トレーニングシートと手帳

転びやすい患者でも安全に行えるための転倒予防体操。理学・作業療法士が患者に合った運動の種類と回数を選択し、オリジナルメニューを作成。毎日自主トレをしたかどうか、転倒があったかどうか等を記入してもらう。
（松田直美、桁下紗矢佳、緒方陽子、他：図説「転倒予防」シリーズNo.11　神経変性疾患における転倒予防のリハビリテーション．医療 69：538-543, 2015[9] より引用）

家族に連絡するかどうか迷う場合もあるので、「1. 転倒したらどんな場合でも連絡」「2. 外傷を負った場合には連絡」「3. 骨折や命にかかわるような重篤な外傷を負った場合のみ連絡」等家族の希望に合わせて連絡方法を決め、電子カルテの掲示板に記入し、対応の標準化を心がけている。

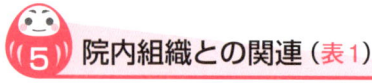 患者・家族が笑顔になれるような対策を講じる

われわれも患者も楽しくないと長続きしない。そのためには直球でなく変化球で対策を伝える方法である転倒予防川柳や、転ばないお守りづくり等、手づくり感たっぷりの対策を講じることで、患者・家族もわれわれも笑顔になれる。「転ばないで安全に過ごしてほしい」という患者に対する愛のメッセージを楽しく伝えよう。

⑤ 院内組織との関連（表1）

病院内の組織には、医療安全委員会の下にリスクマネジメント部会があり、その下に転倒チーム会がある。転倒チーム会は平成20年度から活動を開始し、院内全体で時間内に月1回1時間活動を行っている。チーム会は、院内各病棟とリハビリ部門より1名ずつが参加し、主に入院患者の転倒について対策を検討している。一方チーム1010-4は院内の正式な組織ではなく、自発的に

集まった多職種チームで、神経内科に関連する病棟、医師（神経内科・整形外科・歯科）、リハビリテーション科（理学・作業療法士）、薬剤師、管理栄養士、医療安全管理係長がメンバー総勢約20名で、月に1回18時頃から2時間程度ミーティングを開いている。複数のメンバーが両チームに所属し、院内全体の取り組みとの連携を図っている。医療安全管理係長は両チームに所属している。院内の組織との関係をうまく保つことが鍵である。

まとめ

　入院中のPSP患者を対象に研究を始めたが、神経疾患全体、在宅患者へと対象を広げ、観察研究から介入研究へと進めてきた。最近は要介護者を対象に取り組んでいる。運動機能や認知機能障害のある患者から学んだことをもとに、要介護状態にある患者の転倒を減らせるような取り組みを続け、研究成果を情報発信していきたいと考えている。

文　献

1) 村井敦子, 饗場郁子, 齋藤由扶子, 他：進行性核上性麻痺患者の転倒・転落―多施設共同研究―. 医療 **58**：216-221, 2004
2) 村井敦子, 饗場郁子：図説「転倒予防」シリーズNo.2 転倒予防フローチャートの活用. 医療 **69**：97-101 2015
3) 饗場郁子：図説「転倒予防」シリーズNo.1 患者・家族参加型転倒予防対策. 医療 **69**：38-42, 2015
4) 東名古屋病院ホームページ：あなたの転倒・転落の危険度は？（http://www.tomei-nho.jp/wp-content/uploads/2014/07/risk-sheet.pdf）
5) 東名古屋病院ホームページ：自宅で転ばないために―神経疾患患者さんと介護者のための転倒防止マニュアル―.（http://www.tomei-nho.jp/wp-content/uploads/2014/07/tentoumanyu.pdf）
6) 細井夏実, 村井敦子, 村田祐子, 他：図説「転倒予防」シリーズNo.7　患者・家族向け転倒予防パンフレットの活用. 医療 **69**：356-359, 2015
7) 東名古屋病院ホームページ：転ばない生活講座.（http://www.tomei-nho.jp/wp-content/uploads/2014/07/dvdkoro.pdf）
8) 饗場郁子, 吉岡　勝, 松尾秀徳, 他：「転ばない生活講座」の転倒・外傷予防効果. 難病と在宅ケア **17**：37-40, 2011
9) 松田直美, 枡下紗矢佳, 緒方陽子, 他：図説「転倒予防」シリーズNo.11　神経変性疾患における転倒予防のリハビリテーション. 医療 **69**：538-543, 2015

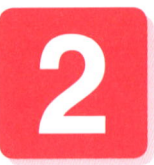

2 病院における転倒予防チーム

2) 国立長寿医療研究センターの取り組み

国立研究開発法人 国立長寿医療研究センター 医療安全推進部 **安藤 悦子**
同 臨床検査部 **徳田 治彦**

Point

● 転倒・転落が生じたとしても、アクシデントレベルの重大な事故を防ぐことをめざす。

● 原則として、転倒・転落事故防止のための身体拘束を行わない方針とする。

● 患者・家族に転倒・転落防止についての基本方針と方策を説明し、積極的に協力を促す。

● 転倒・転落アセスメントシートの分類による層別化された転倒・転落事故防止体制を構成する。

● 上記体制のための転倒・転落事故防止物品を一元管理し充足を完遂する。

国立長寿医療研究センター（以下当センター）は、高齢者医療・研究を重点的に行う高度医療専門機関（ナショナルセンター）であり、認知症病棟、回復期リハビリ病棟、地域包括ケア病棟、在宅医療支援病棟、神経内科混合病棟、整形外科・血液内科病棟、HCU・外科病棟等（約300床）を有している。当センターでのインシデント報告では、療養場面が最も多く、その大多数が転倒・転落に関するものである。高齢者の場合、転倒・転落による骨折等の受傷を契機に身体機能が低下するだけでなく、その後のQOLにも影響することが多い。

そこで当センターにおいては、2004年の開設時より転倒・転落ワーキンググループ（WG）を立ち上げ、高齢者における転倒・転落インシデントの特徴を踏まえた対策手順[1]を構築し、実施してきた。ここでは、現行の転倒・転落防止対策について概説する。

1 患者・家族への基本方針の説明

高齢者は、急激な環境の変化によりせん妄等が起こりやすいため、特に入院時は転倒・転落のリスクが大きくなりやすい。そこで、当センターでは入院時に65歳以上の患者および主治医や担当看護師が必要を認めた患者とその家族に対して、

「入院生活での転倒防止対策の説明書」（図1）を渡し、積極的な協力を要請している。その内容は、加齢の変化により転倒・転落しやすくなること、その防止のための身体拘束は原則として行わない方針であること、転倒・転落防止対策（支援方法・環境整備・予防具・必要時センサーの使用等について）、予防に努めるが転倒・転落が起きうることとなっている。また、患者・家族への協力依頼として、足にまとわりつかない寝衣（パジャマ等）の着用、スリッパではなく滑りにくくて踵のある靴の使用、患者の不安を和らげるために家族の面会等を示している。以上を患者・家族に説明し、転倒・転落の危険性やその対策についての理解を求めている。なお、書面には説明者名と説明した日付を記し患者・家族に渡している。

2 転倒・転落リスクの評価

当センターの転倒・転落事例の分析をした結果、転倒リスク要因は大別して認知機能と身体機能であることがわかった。そこで、まず認知機能によって大きく2群（認知障害あり・なし）に、さらに歩行能力・立位バランス能力・起居動作の各レベルにより4群に分け、計8群に分類を行う「入院患者の転倒・転落アセスメントシート」（図2）を作成した。なお、立位バランス能力の評価

_____さま、ご家族の皆さまへ
（入院生活での転倒防止対策の説明）

　入院生活をしていただく病院の環境は、これまで過ごし慣れた家庭の環境とは異なります。また
ご高齢の方は、加齢に伴い次のようなことが起こります。

1. 姿勢が前屈みになり、歩くときに足を挙げる力が弱まります。
2. 筋力や注意力が低下し、移動するときにバランスをとりにくくなります。
3. 血圧を調節する力が弱り、椅子から急に立ち上がったり、寝ている姿勢から急に起き上がったり
　すると、低血圧状態になります。

　このような加齢の状態に加え、病気やけがにより体力も低下し、安静にすることでますます筋力
も衰えます。生活環境が変わり、ご家族の方と離れて生活することで不安になったり、環境変化にう
まく対応できず混乱したりします。そこで思いもかけない転倒事故が起きることは少なくありませ
ん。特に高齢者では入院して数日での転倒や退院間近な時期での転倒が多いといわれます。

　私たちは、患者さまの生活環境を整備しながら、転倒の予防に努めてまいります。但し、私たちの
病院では、転倒を予防するという理由であっても、患者さまの体を抑制することは極力いたしてお
りません。そのためどうしても入院生活中での転倒を全て防ぐことはできません。そこで次のよう
なことをお願いすることがありますので、ご協力をお願いいたします。

■ 足にまとわりつかないような寝衣（パジャマ等）をご着用ください。
■ スリッパはお止めいただき、履きやすく滑りにくい靴をご使用ください。
■ 転倒・転落による事故を未然に防ぐために、リスクの高い方にはセンサーや予防具を使用させて
　いただきます。
■ 転倒による骨折を防ぐために、リスクの高い方にはヒッププロテクターを着用していただきます。
■ 転倒による頭部の外傷を防ぐために、リスクの高い方には保護帽を被っていただきます。
■ 不安を和らげるために、ご家族の方ができるだけ長い時間傍に居ていただきますようお願いいた
　します。

　なお、ヒッププロテクターや保護帽は、ご本人さんのものをご購入いただくことができます。ご購
入いただかない場合でも、入院中は病院のものを無償で貸与いたしますので、ご家族の方からも常
に着用をお勧めいただきますよう、ご協力をお願いします。

　　年　　　月　　　日

国立長寿医療研究センター
説明者サイン（　　　　　　　　　）

図1　入院生活での転倒防止対策の説明書

には近藤らによる「立位バランステスト（Standing test for Imbalance and Disequilibrium：SIDE）」（図3）[2]を採用し、SIDE3以上を歩行自立群としている。これらの評価は、入院時、転倒・転落時、ADL変化時、睡眠薬・麻薬導入時または変更時に行うこととしている。また、当センターでは、このアセスメントシートを活用しやすいように内容をExcelファイルにまとめ、「転倒・転落アセスメント自動診断表」として電子カルテシステム上に装備している。

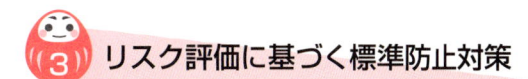

③ リスク評価に基づく標準防止対策

　転倒・転落アセスメントシートに基づく転倒・転落アセスメント分類に適合した標準的な転倒・転落防止対策は、「転倒・転落アセスメント対策」（表1）として総称し、これを活用している。その概略は、どのような状況の患者が該当するか（患者像）、設定目標、説明・指導内容、移動補助用具、介助方法、環境整備、ベッド環境、トイレ環境、センサーの種類、傷害予防に関するツールを各リスク別に明示したものである。N-Ⅱ群とN-Ⅲ群は転倒・転落のハイリスク群であるため、センサーと衝撃吸収マットをセットで使用すること

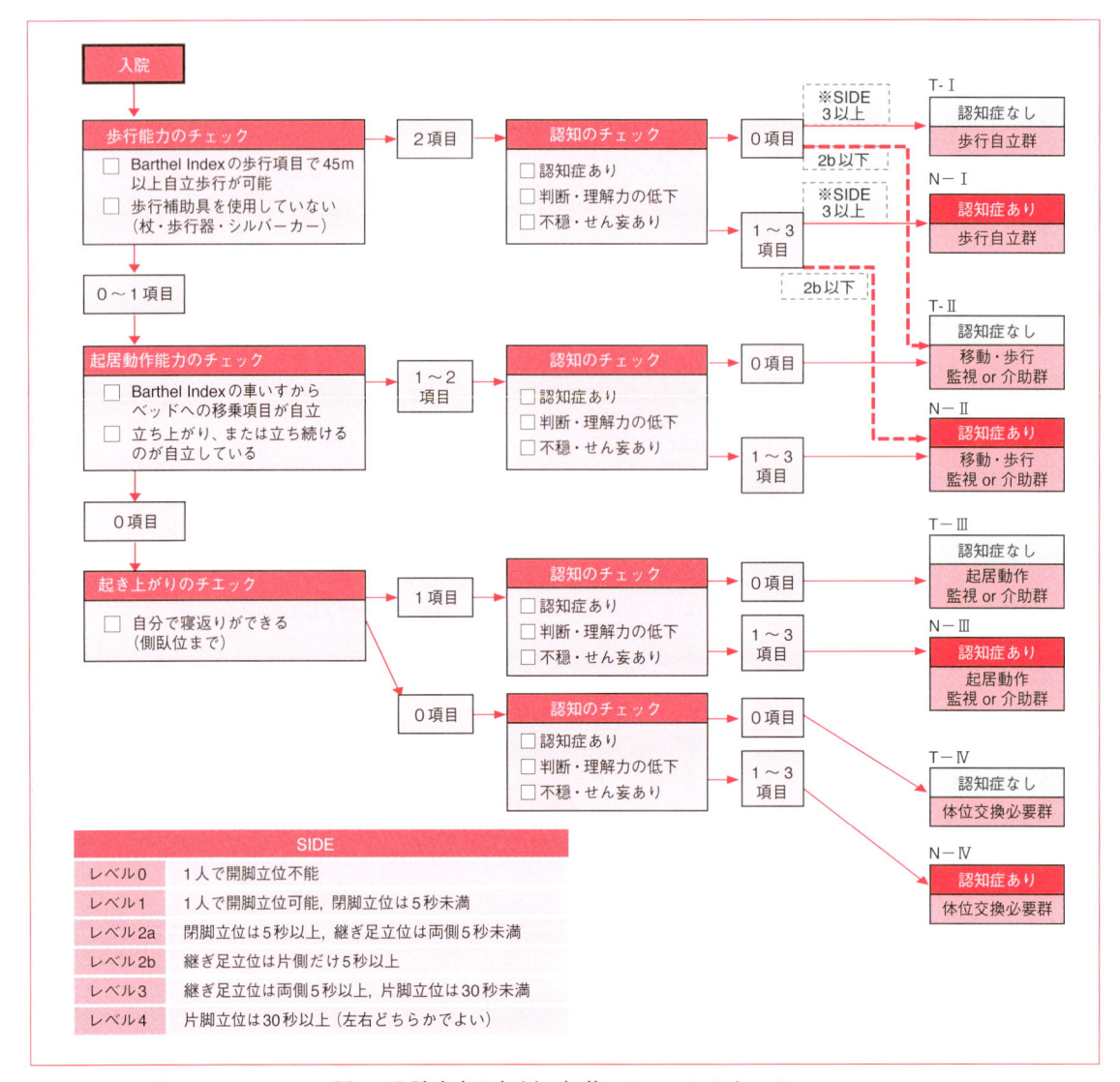

SIDE	
レベル0	1人で開脚立位不能
レベル1	1人で開脚立位可能，閉脚立位は5秒未満
レベル2a	閉脚立位は5秒以上，継ぎ足立位は両側5秒未満
レベル2b	継ぎ足立位は片側だけ5秒以上
レベル3	継ぎ足立位は両側5秒以上，片脚立位は30秒未満
レベル4	片脚立位は30秒以上（左右どちらかでよい）

図2　入院患者の転倒・転落アセスメントシート

とし，転倒・転落の徴候の感知による対応だけでなく，転倒・転落時の受傷防止の対策も共に講じるようにしている。「転倒・転落アセスメントシート」と「対応一覧」の使用により転倒・転落リスクを評価すると，速やかに患者に転倒・転落対策の実施が可能である。また，「対応一覧」には転倒・転落アセスメント分類ごとの患者像を具体的に提示しているため，アセスメントの妥当性の確認が容易である。このような患者像のイメージこそが，適切な転倒・転落対策に重要であると考えている。

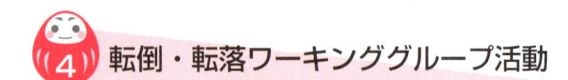

4 転倒・転落ワーキンググループ活動

　当センターでは開設当初（2004年）より、医師（リハビリ科、整形外科、医療安全担当）、看護師、理学療法士からなる転倒・転落WGを立ち上げ、現在に至るまで月に1回の定例会議と病棟ラウンドを行っている。また、病棟にはWG活動の連絡担当者として転倒・転落WGリンクナースが1名配置されている。転倒・転落WG会議では、転倒・転落として報告された全事例を各職種の専門的な視点および病態、身体機能、生活状況、性格

レベル	説明	
0	開脚立位を一人で保持できない。立位保持には必ず、支持（自分でつかまるか、介助者が支える）が必要	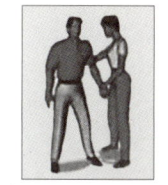 支持しての開脚立位
1	開脚立位を一人で保持できるが、閉脚立位は5秒以上保持不能・バランスを崩す。閉脚立位とは、足の内側をつけて、脚を閉じて立つ肢位	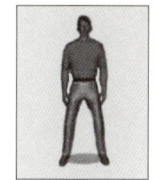 開脚立位
2a	閉脚立位は5秒以上可能だが、つぎ足立位は、両側とも5秒以上保持できないか、バランスを崩す。つぎ足立位とは、片方の足の踵を、もう一方の足のつま先につけて、一直線にして立つ、右足（または左足）を前にする場合と後ろにする場合がある	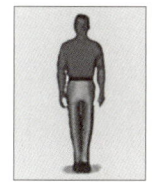 閉脚立位
2b	つぎ足立位は、片側だけ5秒以上保持可能だが、もう一方は5秒以内にバランスを崩す	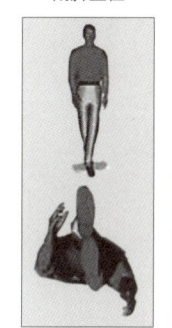
3	つぎ足立位は両側とも5秒以上可能だが、片脚立位は30秒以上できない	つぎ足立位
4	どちらか一方で片脚立位が30秒以上可能	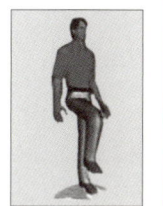 片脚立位

図3　立位バランステスト
(Standing test for Imbalance and Disequilibrium：SIDE)

(Teranishi T, Kondo I, Sonoda S, et al.: A discriminative measure for static postural control ability to prevent in-hospital falls: Reliability and validity of the Standing Test for Imbalance and Disequilibrium (SIDE). Jpn J Compr Rehabil Sci 1: 11-16, 2010[2] より引用)

等の観点から調査・分析をする。その結果をもとに、病院全体で共有すべき注意事項を書面にまとめ、「転倒・転落WGレター」（図4）として毎月発行し、全職種にフィードバックしている。また、前記のような転倒・転落アセスメントシートやその対応表の作成や改訂、改訂後の評価も行っている。病棟ラウンドでは、転倒・転落アセスメントの妥当性、対策の実施と妥当性、患者の個別性、転倒・転落予防のための環境、ベッド柵の事故予防、患者の寝衣（裾）や履き物の状況、病棟内の転倒・転落リスク者の情報共有等の視点で助言し、対策の充実に向けて支援している。一方、転倒・転落防止のための適正なベッド柵の不足等、現場での問題点の把握に努めている。

⑤ 転倒・転落事故防止物品の管理

　転倒・転落事故防止物品（表2）は、医療安全管理室で中央管理している。施設内のアセスメント分類の割合から、必要な転倒・転落事故防止物品（センサー・衝撃吸収マット等）の必要数の概算・把握のため、不具合の点検のみならず数量も管理している。今までの使用実績から特筆すべきことは、衝撃吸収マット上の転倒・転落では骨折が発生していないことで、衝撃吸収マットの骨折防止における有効性を示す結果と考えている。なお、センサー類の点検や修理に関しては、医療機器安全管理責任者を介して、臨床工学室や電気室等と連携、円滑に行っている。

まとめ

　転倒・転落アセスメントを中心に当センターの転倒・転落WG活動について概説した。今後もこの活動の継続および一層の充実により、「転んでも骨折しない」安全な療養環境の構築を希求したい。

表1　転倒・転落アセスメントに対する対策

認知機能の低下なし タイプT	患者像	設定目標	説明	用具	見守り・介助	手すり、柵等環境整備	ベッド環境	トイレ環境	センサー	障害予防
T-I 歩行自立群 SIDE 3以上	認知症もなく、身体能力にも問題がない ただし、入院後の治療により状態が変化する可能性はあり、その場合は再評価で他のタイプに分類されないかを確認	基本的には対応不要						一般トイレ使用		
T-II 移動・歩行 見守りまたは介助群 SIDE 2b以下	認知症はなく歩行も可能だが、立位保持能力に問題があり、転倒リスクが高い	転倒リスクが高いことの十分な説明と理解（理解困難・頑固・遠慮があり指示が守れない場合は、N-IIへタイプ変更）	方向転換、振り返り等の特定の動作で転倒しやすいことを説明 特に夜間の移動には必ずナースコールしてもらうことを説明	杖 シルバーカー 歩行器 松葉杖 履物指導 服装指導	歩行 見守り～軽介助	点滴スタンド等の配置 障害物の除去 適切な物品の配置 押しやすい位置にナースコール設置	低床ベッド（体格により）	身障者用トイレ 手すり ナースコール ポータブルトイレ		ヒッププロテクター 保護帽 衝撃吸収マット （同意が得られれば）
T-III 起居動作 見守りまたは介助群 45度以上寝返り可	認知症はないが自力歩行不能であり、起居時の転落リスク、起立時の転倒リスクがある	環境を整備し、適切な行動範囲を設定し、移動・移乗を介助	身体機能評価および教育リスク説明	車いす（歩行器） 履物指導 服装指導	立ち上がり 見守り～介助 立位保持 見守り～介助 移乗 見守り～介助 端座位 見守り～介助 座位保持 見守り～介助 ギャッジアップ 車いす	点滴スタンド等の配置 手すり 車いす座面にベッドの高さを調整 適切な物品の配置 押しやすい位置にナースコール設置 障害物の除去 3点柵　L字柵（開放）付3点柵（上記柵間23.5cm以上の隙間確保） 車いす・ポータブルトイレ等起居を誘発するような物品を目の付くところに設置しない	スタッフステーションまでの距離の考慮 低床ベッド（体格により）	車いす介助トイレ 見守り～軽介助 ポータブルトイレ 見守り～軽介助		ヒッププロテクター 衝撃吸収マット 保護帽
T-IV ベッド上臥床群 肩がベッド面から離せても45度まで寝返り不可	認知症はないが、痛み、運動麻痺、筋力低下および意識障害等で寝返りできない	ベッド周囲の環境を整備 無意識での転落予防（状態が急速に改善している時は応時に再評価）			寝返り・起居介助 ギャッチアップ ストレッチャー	押しやすい位置にナースコール設置 柵の使用 4点柵（注：拘束ではない）	柵と柵の隙間解消 柵とヘッドボードの隙間解消	床上排泄		

認知機能の低下あり タイプN	患者像	設定目標	説明	用具	見守り・介助	手すり、柵等環境整備	ベッド環境	トイレ環境	センサー	障害予防
N-I 歩行自立群 SIDE 3以上	認知機能低下のために、徘徊して離棟する危険性がある	離棟防止	家族へのリスク説明			押しやすい位置にナースコール設置		一般トイレ使用	離棟予防として病室入口等に床センサー・赤外線センサー設置	
N-II 移動・歩行 見守りまたは介助群 SIDE 2b以下	認知機能の低下で徘徊した際に歩行が不安定で転倒する危険性が非常に高い・目を離せない	病棟内環境整備と歩行は必ず見守りまたは介助	家族に必要な対策を講じていても、生活場面での転倒リスクが高いこと、場合によっては適切な拘束が必要なことの説明	杖 シルバーカー 歩行器 履物指導	歩行 見守り～軽介助	点滴スタンド等の配置 障害物の除去 適切な物品の配置 押しやすい位置にナースコール設置	スタッフステーションまでの距離の考慮 低床ベッド（体格により）	車いす兼介助トイレ 見守りか軽介助 ポータブルトイレ 見守りか軽介助	床置きセンサー 赤外線センサー クリップセンサー （ベッドマットセンサー）	ヒッププロテクター 衝撃吸収マット
N-III 起居動作 見守りまたは介助群 45度以上寝返り可	認知機能の低下で、自力歩行不能であり、起居時の転落、起立時の転倒リスクが高い	ベッド周囲からの見守り 移動・移乗介助	家族に必要な対策を講じていても、生活場面での転倒リスクが高いこと、場合によっては適切な拘束が必要なことの説明	車いす 履物指導	立ち上がり 見守り～介助 立位保持 見守り～介助 移乗 見守り～介助 端座位 見守り～介助 座位保持 見守り～介助 ギャッジアップ 車いす 生活リズムの把握と調整	点滴スタンド等の配置 車いすの座面にベッドの高さに調整 適切な物品の配置 押しやすい位置にナースコール設置 障害物の除去 3点柵　L字柵（開放）付3点柵（上記柵間23.5cm以上の隙間確保） 車いす・ポータブルトイレ等起居を誘発するような物品を目に付くところに設置しない	スタッフステーションまでの距離の考慮 低床ベッド（体格により） ベッドの位置等室内のレイアウトの検討（ベッド壁づけ等） 床敷マット	車いす介助トイレ ポータブルトイレ 見守り～軽介助	床置きセンサー 車いす離床センサー 赤外線センサー クリップセンサー ベッドマットセンサー	ヒッププロテクター 保護帽 衝撃吸収マット
N-IV ベッド上臥床群 肩がベッド面から離せても45度まで寝返り不可	認知症だが痛み・運動麻痺・筋力低下および意識障害等で寝返りができない	ベッドからの無意識での転落予防（状態が急速に改善している時は応時に再評価）	家族へのリスク説明		寝返り・起居介助 ギャッチアップ ストレッチャー 生活リズムの把握と調整	点滴スタンド等の配置 押しやすい位置にナースコール設置 柵の使用 4点柵（注：拘束ではない）	低床ベッド 柵と柵の隙間解消 柵とヘッドボードの隙間解消 マットと柵の高さ調整	床上排泄		衝撃吸収マット 床敷きマット

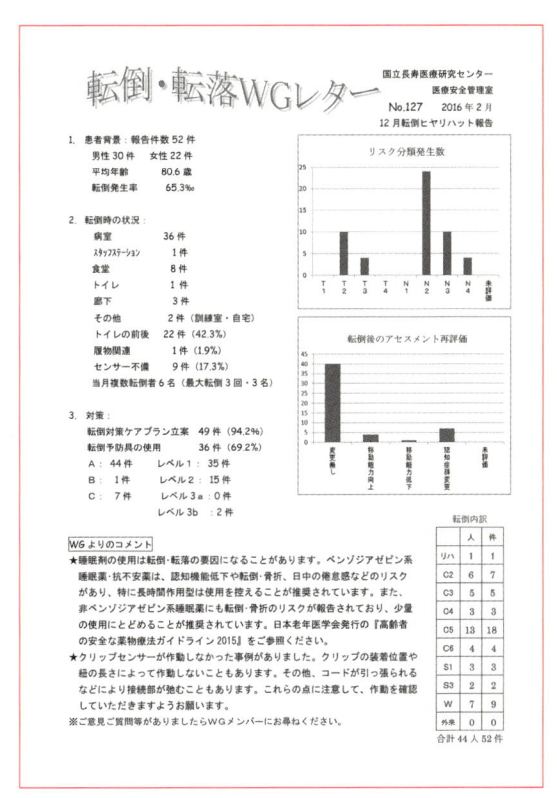

図4　転倒・転落WGレター

表2　転倒・転落事故防止物品

事故防止目的	種　類	該当アセスメント分類
行動感知（センサー）	赤外線センサー（ナースコール連動）	N-Ⅱ・N-Ⅲ
	ベッドマットセンサー（ナースコール連動）	
	床マットセンサー（ナースコール連動）	
	クリップセンサー（ナースコール連動）	
	クリップセンサー（音量タイプ）	
受傷防止	衝撃吸収マット	T-Ⅱ・N-Ⅱ T-Ⅲ・N-Ⅲ
	ヒッププロテクター	
	保護帽	

文　　献

1) 国立長寿医療研究センター：長寿医療マニュアル. 転倒・転落防止対策マニュアル（http://www.ncgg.go.jp/hospital/iryokankei/documents/tentoumanual.pdf）
2) Teranishi T, Kondo I, Sonoda S, et al. : A discriminative measure for static postural control ability to prevent in-hospital falls : Reliability and validity of the Standing Test for Imbalance and Disequilibrium（SIDE）. Jpn J Compr Rehabil Sci **1** : 11-16, 2010

2 病院における転倒予防チーム

3) 名古屋医療センターの取り組み

国立病院機構 名古屋医療センター リハビリテーション科 **渡邊 潤子**

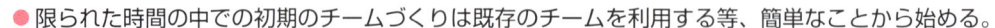

Point

- 限られた時間の中での初期のチームづくりは既存のチームを利用する等、簡単なことから始める。
- 病院でのチームづくりは医療安全管理室との連携を大切にする。
- 自分の立場（役職者、一般職員等）を意識し、組織の中のチームづくりをしていく。
- 新たな他職種との連携づくりは他の職種の業務への理解を深め、相手を思いやるところから始める。
- 「努力はたまに報われる」くらいの軽い気持ちで取り組み、楽しく実践していく。

転倒・転落は医療安全の中でも最も多いインシデントの1つである。日本リハビリテーション（以下、リハビリ）医学会診療ガイドライン委員会編の「リハビリ医療における安全管理・推進のためのガイドライン」[1]でも理学療法・作業療法・言語聴覚療法のいずれも転倒・転落のリスク報告が多いことがわかる。著者は国立病院機構の病院勤務を重ねて名古屋医療センター（以下、当院）に赴任して1年弱であるが、リスクマネージメント部会のメンバーであったので、速やかに当院で転倒・転落予防に取り組むことができた。まだ当院での取り組みは始まったばかりであるが、一端を紹介したい。

1 名古屋医療センターの紹介

当院は名古屋市の中心、名古屋城のすぐ東にある740床（精神科病床50床含む）の総合病院である。地域支援病院、地域がん診療連携拠点病院、エイズ診療東海ブロック拠点病院、地域中核災害拠点病院の指定を受け、救命救急センターを有する三次救急病院であり、標榜科は31科で、15病棟を配する。「病む人の立場に立って、安全でより質の高い医療を提供します」という理念のもと、1. 病める人の尊厳と権利を守る医療の推進、2. 地域医療機関との連携と役割分担、3. 高度医療の実践と救急医療の充実、4. 拠点病院としての役

割強化、5. 研修・教育・研究の推進、6. 安定した医療を提供する基盤の確立という6つの基本方針を掲げている。

2 当院での転倒・転落状況

2014年度の転倒・転落状況を調査してみると、総転倒件数は663件であり、転倒の多かった病棟は精神科病棟、神経内科病棟、呼吸器病棟、腎臓内科混合病棟であった。転倒・転落患者は男性54.3％、女45.7％、年齢は40歳代5.7％、50歳代7.8％、60歳代18.8％、70歳代33.3％、80歳代26.9％、90歳代4.5％とやはり70歳代以上が多くなっている。転倒は入院初日が3％、入院2〜7日26.5％、入院8〜31日39.5％、入院32日以上29.6％で梅澤らの報告と同様、入院1ヵ月以内に半数以上が転倒していた[2]。時間帯はどの時間帯もまんべんなく発生しているが、最も多かったのが0時台6.9％、6時台6.3％、23時台と7時台が5.1％であった。転倒場所は病室71.6％、廊下8.5％、トイレ9.6％、浴室2.3％と尾﨑らの報告と同様やはり病室が圧倒的に多かった[3]。

3 医療安全管理室との連携

医療安全管理室との連携で、まず実施したのが他院を参考にした[3]入院案内に記載されている必

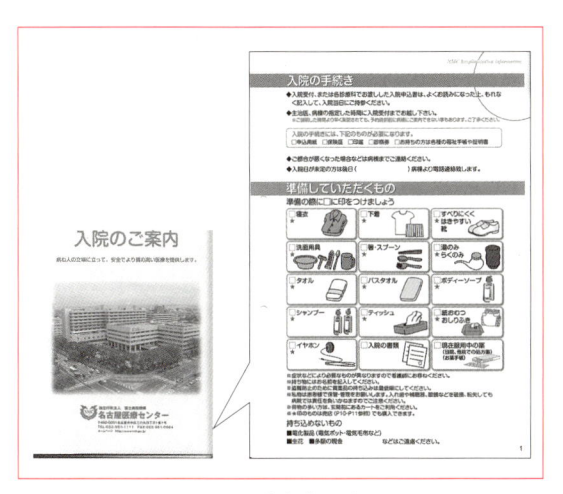

図1　入院案内の改訂

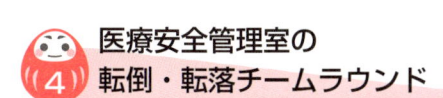

図2　ベッドサイドの表示
(1人で動くと危ないケース用)

要な持ち物の見直しである（**図1**）。特に入院予定の患者・家族は入院案内に忠実に準備すると考えられ、スリッパと記載があればわざわざ購入する場合もある。従来、スリッパと記載があったが、「滑りにくく履きやすい靴」と改訂した。さらに、ある病棟で見かけた「1人で動くと危ない方のベッドサイドの表示」を、医療安全管理室の働きかけで看護師長会を通して全病棟に広げた（**図2**）。

④ 医療安全管理室の 転倒・転落チームラウンド

　当院でも、医療安全管理室主導で看護師を中心とした転倒・転落対策として月に1回、転倒・転落チームラウンドを実施している。

　広義の目的としては、①ラウンドを行うことにより、対策実施後の評価ができる、②病棟におけ

る危険をキャッチし、早期に対応できる、③自分自身のリスク感性を養う、④病棟におけるリスクマネージャーだけでなく、他部署のリスクマネージャーと協働して病棟での周知が行える、⑤複数の人がチェックしあうことで、ルール違反の常習化を防ぎ、安全文化の醸成につなげる、⑥繰り返し確認を行うことでインシデントが減ることが挙げられる。

　さらに転倒・転落ラウンド狭義の目的は、転倒・転落防止のための取り組み状況の確認と課題の明確化であり、①転倒・転落事例についての対応状況の確認、②転倒・転落につながる環境因子の調査と改善、③病棟・部署における転倒・転落防止に関する危険予知の向上が挙げられる。

　実際には、各年度でメンバーおよび日程表の年間計画を立案する。看護師メンバーおよび薬剤師、リハビリスタッフ（ラウンド日程および病棟は事前にわかっているので前日か当日朝にラウンド対象患者の連絡をもらい担当のリハビリスタッフ）が参加している。

　事前準備として、ラウンド場所は、開催日2〜3日前に転倒した患者をピックアップしラウンドを実施する。患者の選定は医療安全管理室が行う。転倒患者がいない場合はリスクの高い患者を病棟に教えてもらい選定する。患者の選定ができたら、リハビリ科、薬剤科に医療安全管理室が連絡し、参加の有無と情報提供をしてもらう。

　当日、別紙ラウンド表（**図3**）の項目に沿って確認する（20分間）。カメラを持参し、気づいた点等の視点で撮影する。ラウンドチェック表を完成させて用紙とカメラのデータを医療安全管理室に提出する。病棟にラウンド表を提示し、次回ラウンドまでに改善を行っていく。

⑤ 神経内科病棟での取り組み

　当院では、病棟配属型リハビリテーションを推進している。全15病棟すべてに専従療法士を配置することはできていないが、地域連携パス対象である神経内科病棟、整形外科病棟、脳神経外科病棟、心臓血管センターには専従スタッフと専任

			病棟			
			ID／年齢／性別／疾患名／転倒状況			
			栄養状態（データ）	TP;	Alb;	
			転倒に関連する薬剤の使用状況（睡眠鎮静薬・抗精神病薬・麻薬・下剤・利尿剤等）			
			リハビリの介入有無と状況	有・無		
			ラウンド月日			
			ラウンド担当者			
			病棟担当看護師			
				○△×	備考	
アセスメントシートの使用状況	1	入院時にパンフレットで指導されている。				
	2	状態の変化があった場合、再評価がされている。				
	3	1週間ごとに評価をされている。転倒時に再アセスメントがされている。（薬剤・リハビリ等も含）				写真添付欄
	4	看護師間で患者の転倒リスクについて情報が共有する取り組みがされている。（例：てんとう虫シールや翌日までにカンファレンス等）				
	5	判定リスクに応じて具体的計画が立案されている。				
	6	転倒リスク「大」の患者には計画が立案され記録が入力されている。				
患者・参画者	7	患者への説明・指導の記録がある。				
	8	家族との情報共有（リスクの説明・指導）の記録がある。				
療養環境の整備	9	ベッドの高さが適切である。				
	10	ベッドの柵が患者に応じて活用されている。				
	11	ベッド内やベッドの周囲が整理整頓されている。				
	12	ナースコールは適切な位置にある。				
	13	フローチャートに沿った離床センサーを使用している。				
	14	フローチャートに沿った転倒・転落防止補助用具（離床センサー・衝撃吸収マット・ヘッドギア等）を使用している。				
	15	離床センサーは適切な場所に設置してあり、ナースコールに反応しているか。				
	16	オーバーテーブルは適切な位置に置かれている（手をかけないように説明している）。				
	17	履き物は適切である。				
共有スペースの状況	18	廊下等に不要なものがなく、整理整頓されている。				
	19	浴室やトイレ等の手すりや滑り止め等転倒を防止する用具は効果的に整備・整理されている。				
その他		薬剤の影響の検討。				
		離床への取り組み方法等（リハビリ・筋力低下・栄養状態等）。				
		現場の対応で困っていること等ラウンドでの検討内容。				

図3　転倒・転落ラウンド記録用紙

スタッフを配置している。その中でも転倒・転落の多い神経内科病棟では、専従理学療法士4名、作業療法士4名（うち3名が専従）、言語聴覚士4名（うち3名が専従）が配属されている。

　このリハビリチームによる、転倒・転落に対する取り組みとして、まずは無理なくできることを検討し理学療法士と作業療法士で毎日一定時間の病棟のリハビリラウンドを実施した。実施時間は、9時・10時・11時・12時・13時・14時・15時・16時・17時の日勤帯とし、一人で動くと危ない方のベッドサイドに表示（図2）を付けた。

　結果としては、各月とも前年比で転倒件数が減少した（図4）。そして、ラウンドを行った日勤帯でも転倒・転落件数はゼロにはならなかったものの、9時、11時、13時、16時台の転倒・転落件数が減少した（図5）。

　実際にラウンドを行ったリハビリスタッフの反応としては、リハビリを担当していない他のスタッフの患者の状態共有にもつながりおおむね良好であった。しかしながら、見守り歩行か自立歩

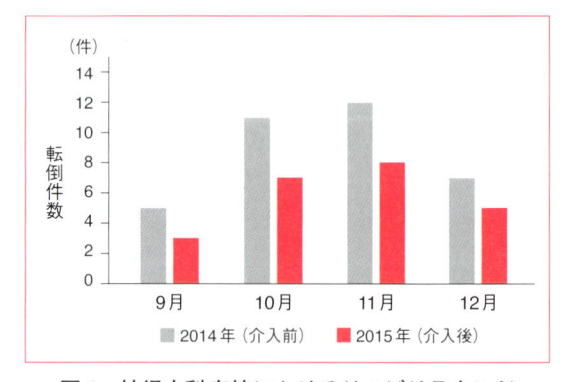

図4　神経内科病棟におけるリハビリラウンド　　介入前後の転倒件（9〜12月）

行かがすぐに判断できないこともあったという。ベッドサイドの表示については認知症や失読の患者には意味が伝わらなかったり、表示が思わぬところに移動していたりしていた。必要を感じられない物は患者や医療スタッフからも、すぐに忘れられてしまいがちになることがわかり、方法について等を今後の課題にしたい。

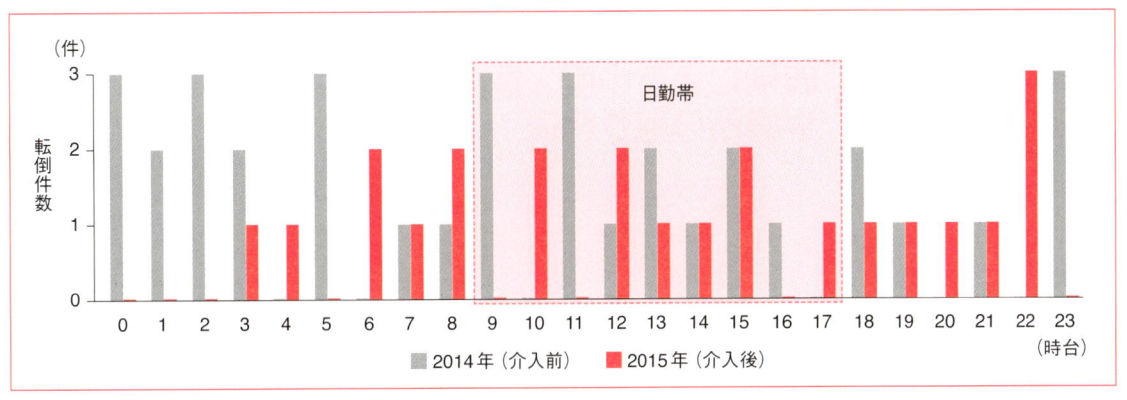

図5　神経内科病棟におけるリハビリラウンド介入前後の時間帯別転倒件数（9～12月）

⑥ チームをつくるには

著者は現在赴任して1年足らずで、初めて勤務する病院にあり、病院全体の様子を把握するのに1～2ヵ月を要した。まだ、各病棟の独自の手順を完全には把握していない状況ではあるが、お互いに多忙な医療者間がタイミングをはかりながら円滑なコミュニケーションをとり、チームとしてモチベーションを保つために努力することも必要である。

お互いに多忙な中でのチームづくりの方法としては、まず既存のチームの活用がある。その1つが前述の神経内科病棟のリハビリチームの取り組みであり、看護部を中心とした転倒・転落ラウンドの活用である。また、新たな取り組みをする際にはQCチーム等、病院が必要だと考えている既存の取り組みを活用する方法もある。病院の中で組織として転倒・転落に取り組む部署は医療安全管理室である。自分のおかれた立場で、役職者であれば直属の上司と相談・報告してから、役職者でない場合は先輩や直属の上司に相談しながら先輩や上司を通して、医療安全管理室に提案していくのがよいと思われる。その後に上司や先輩に適宜進捗状況等の報告連絡を行いながら実践していくと、病院組織の中で定着したチームに育つと考えられる。

まとめ

急性期の総合病院では、日々入退院の患者数が多く、検査・手術・インフォームドコンセント・転床等われわれリハビリスタッフも多忙ではあるが、医師および看護師の業務の多さと幅広さには脱帽である。各病棟の看護業務等他職種の業務を把握し思いやりながら、チームづくりをしていくことが大切であると思われる。チームで取り組むことは、多職種間の調整も必要であるが個人で取り組むことよりも幅も深さも広がる。まずは一つひとつ簡単なことから始めて、「努力はたまに報われる」くらいの軽い気持ちで、楽しく定着していくことを目標に一歩一歩進めていくことが大切であると考える。今後は薬剤部にリーダーシップをとっていただいているコメディカル同士の横の連携も活かしながら、様々な職種のアイディアを形にしていきたい。

文　献

1) 日本リハビリテーション医学会診療ガイドライン委員会 編：リハビリテーション医療における安全管理・推進のためのガイドライン. 医歯薬出版, 東京, 2006
2) 梅澤昭子, 庄子由美, 飛松好子：総合病院における転倒者の特性. MB Med Reha **65**：39-46, 2006
3) 尾﨑まり：病院・医療施設における転倒予防の実際. 医療・介護スタッフのための高齢者の転倒・骨折予防―転ばぬ先の生活指導―（萩野　浩 編）. 医薬ジャーナル社, 大阪, p142-152, 2015

3 高齢者施設における転倒予防チーム
1) 転倒による中度・重度外傷のない事業所の取り組み

株式会社 LC ウェルネス　見野 孝子
同　徳増 知子

Point

- 全人的な理解を心がけ、ケアに活かすことが大切である。
- 本人を理解して心の動きを読んだかかわりをめざしていくべきである。
- 居場所、行き場所、生きる場所を提供できるようにする。
- 認知症を薄める。
- 「おいしい、うれしい、たのしい」を共にできる取り組みが大切である。

 ① 施設の概要

著者らは平成元年、在宅ケアサービス会社を創設した。有料の介護サービスとなれば、依頼者のほとんどは寝たきりや認知症等の重度者ばかりである。24時間付き添いのターミナルケア、湯灌等も行った。介護保険制度スタートを機に、平成13年に通所介護事業所を開設し、現在は、定員15人の通所介護事業所と、12人の認知症対応型通所介護事業所を運営している。いずれも、利用者の平均介護度は約2.3で、車いす使用者もいる。在宅生活の維持に重きを置いているため、できるだけ家庭的な設えとしている。玄関では靴を脱ぎ、手すりは玄関、トイレ、脱衣室、浴室にある程度である。利用者は、ソファの背やテーブル等につかまりながら、靴下で室内（フローリング、畳）を歩く。フロアは、2事業所合わせて159m²ほどで規定の約2倍である。スタッフは、生活相談員、介護員（介護福祉士、ヘルパー2級等）と看護師、調理員で1日5名程の体制である。昼食は、朝から手づくりで提供している。調理するのは、70代後半の女性（義父・義母を介護した経験のある専業主婦）が担当し、事業所内では午前中からいい匂いが漂う。

 ② 勉強代100万円

平成15年3月、利用者5人とスタッフ2名で外出した。その際、利用者の1人が転倒し、大腿部頸部骨折と診断された。骨頭置換手術をしたが、その日の夜、院内を歩き回ったり、大声を出したりしたため、精神科病院へ入院となった。自営業の家族から、この症状は骨折によるものであり、精神科での入院・治療費に加え、何度も病院に呼び出され営業被害を受けたと訴えられ、慰謝料として100万円を請求された。著者らはこれを機に、外部講師に依頼し、リスクマネジメントを徹底的に学び、それは現在も生かされ、当事業所ではこの事故以来、転倒による骨折事故は起きていない。

 ③ 事故ゼロをめざして

利用者は「生活リハビリ」として、トイレ、食事、入浴、ソファ等を何度も行ったり来たりし、多い人は1日300m以上くらい歩いている。利用者は靴下でフローリングを自由に動き、移動の際、スタッフがつかないこともある。それにもかかわらず、なぜ、転倒骨折事故が起きないのか。考えられる理由は3つある。

①利用者を全人的理解するよう努めている。

②本人の心の動きを大事にしている。

③スタッフとの人間関係力が影響している。

　スタッフは、利用者のことを要介護度ではなく、基本的なアセスメント情報はもちろん、相手がどんな生活をし、どんな性格で、今、何を思っているのか、何がしたいのかを理解し、想像しながらかかわるようにしている。事前にできる環境整備（滑り止めマットを用意する等）は行うが、環境として一番大きな影響があるのはスタッフであり、コミュニケーション力をつけることを介護・看護の第一歩として教育している。スタッフの言動は、その場の空気を介して利用者にダイレクトに伝わり、精神的な不安は転倒のリスクに大いに影響を与えるためである。

れしい・たのしい」は、五感への心地よい刺激があふれ、認知症の周辺症状を薄めている。認知症の利用者にも、毎日、汁物、副菜、常備菜、行事食、おやつ等をつくってもらっている（図1、2）。お年寄りに倦厭されている酢の物、お餅、骨付きの魚や肉等も普段から出している。利用者もスタッフも同じものを、同じ時間、同じ場所で食べている。ほぼ同じ量を出すが、残菜はほとんどない。共食は、食欲を増進させる。多くの認知症の利用者は、朝早くからデイサービスに行く準備をし、送迎車を玄関先で心待ちにしている。施設への入所を検討していた家族が「このくらいなら、家で看られる」と施設への入所申し込みを先延ばしにしたこともある。

 ## ④ 認知症を薄める

　ますます増加している認知症ではあるが、認知症と転倒には、関連性がある。自分の健康状態、能力、周辺の状況が理解できなければ、転倒のリスクは高まる。逆にいえば、転倒し、骨折等すれば、活動範囲が狭まり、認知機能も低下する。転倒のリスクを減らすには、認知機能改善の取り組みも重要となる。デイサービスにおいては、全人的理解をした上で、その人の持っている力を活かし、さらに、新しいことにも挑戦させ、ドキドキ・ワクワク・安心を提供していくことをめざしている。当事業所のキーワードである「おいしい・う

 ## ⑤ 不思議な力

　会社設立時から重度要介護者の依頼が多かったために、介護予防に力を入れている。市町からの依頼を受け、保健事業で行われていた機能訓練教室にも携わり、在宅復帰支援を行っていた。その教室に参加していた、ある左片麻痺の男性が、もう一度、船に乗って漁に出たいとリハビリに励んでいた。杖歩行であるにもかかわらず、台風になると家が心配で、屋根に登り家族に叱られていた。また、ある左片麻痺の女性は、機能訓練教室から家に帰り、お腹が空いたと、三段腹におろし金を挟み、山芋をおろして食べていた。障害が

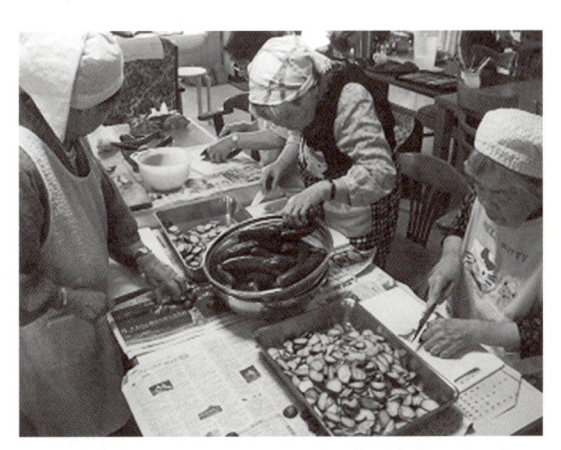

図1　認知機能改善の取り組み①（漬物づくり）

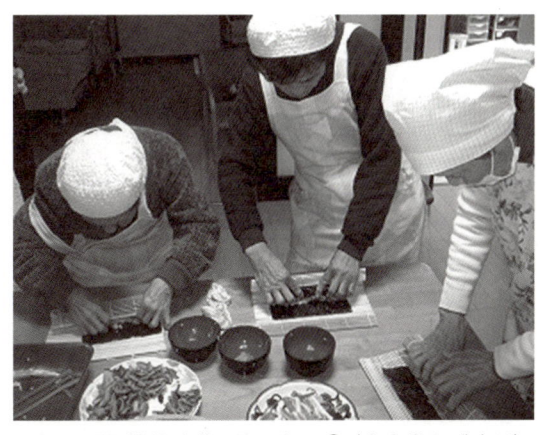

図2　認知機能改善の取り組み②（恵方巻きづくり）

あっても、心が動けば体は動くものだと、参加者から学んだ。

　当事業所では、デイサービスの利用者と、毎年1回一泊旅行に行っている。要支援2〜要介護5までの20名以上のお年寄りを5人のスタッフで対応している。世の中すべてがバリアフリーというわけではない。至る所に段差、勾配、ボコボコした路面がある。これまで、15回行っているが、事故は全くない。持ちきれないほどのお土産を買い、杖をついて、観光地を歩く。夜の宴会は、いつも時間延長だ（図3）。楽しい時、気持ちが向いている時は、本人も普段以上に力を発揮し、介助量は少なくなる。同行する看護師は、目からウロコの状態だ。普段のデイサービスでも、そういった場面が増えれば、過介護にならず、本人の心と体のリハビリにつながるのではないだろうか。

 **⑥ 自宅復帰**

　デイサービス利用中に転ぶことはなくても、自宅で転倒骨折する人はいる。大腿部頸部骨折をしたが、要介護度4で歩けないから手術も治療も必要ないと入院せず、翌日、当事業所に来た人がいる。その人が脊柱圧迫骨折で入院した時には、同室の患者とテレビやラジオの音量でトラブルとなり、3日ほどで自宅に帰ってきた。また、90歳で一人暮らしをしている女性は、大腿部頸部骨折で入院したが、「私には行くところがある」と早々

に退院し、当事業所に来た。2人に共通することは、①病院が嫌い、②退院してからの自分の居場所がある、③自分の意思がはっきり伝えられ、貫き通せる、の3点である。病院では管理抑制され、生活はない。それがストレスで、早々と退院してくる人もいる。帰る家、自分の居場所があると退院は早まる。先の90歳の女性は、当事業所に戻りたくて仕方がなかった。そこには友達がいる、自分をわかってくれるスタッフがいる、やらなきゃならない仕事（役割）があると思っているからだ（図4）。自由に暮らしたいからと息子夫婦を追い出し、一人暮らしを続けているほど、意思が強く、それを貫き通せるだけの経済力もあった。

　以前、総合病院に勤めていた看護師は、入社当初、自由奔放に過ごしている利用者を見て、愕然としていた。「病院での高齢者は『患者』であり、かかわる医療者は、疾患の急性期治療が重要な役割である。その中で、転倒・骨折等の事故を未然に防がなければならない。病床からの移動時には、必ずコールをしてもらい、介助または車いすで移動するようにしていた。ここに勤めるようになり、高齢者が『生活者』であり、『地域の住民』であるという視点に立ち、その人の生活が、その人らしくあることが求められると同時に、介護職と医療職の言葉の重みには違いがあることを知った。入院中に医療職のひと言、『在宅で看るのは無理だと思いますよ』で、病院からそのまま施設

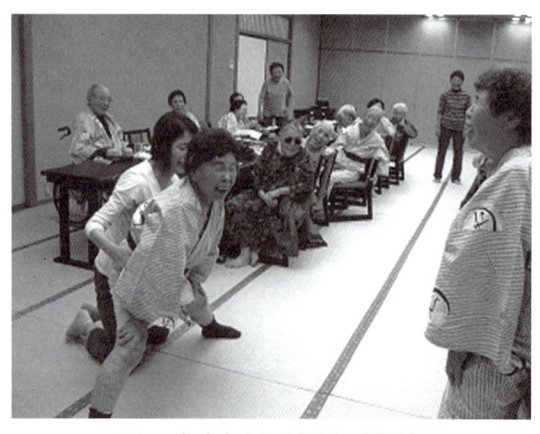

図3　毎年恒例一泊旅行（宴会）

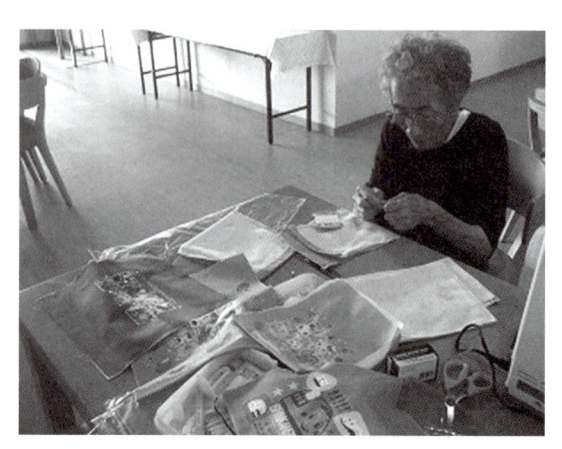

図4　幼稚園へ寄付する袋づくり

に入った人もいる。運命が決まるから言葉は重い。在宅支援のためには、医療職という立場で『生活者』の視点を重視し、本人や家族に言葉をかけなければいけない。ここは、利用者が、自分の生活に満足できるように介入することを、スタッフ全員が意識している。転倒のリスクが高いとアセスメントされた高齢者でも、地域で在宅生活が続けられるように、介護を適量（過介護でも手抜きでもない）にすることができる。また、利用者の多剤服用も気になる。就寝前に服薬したものの、朝方になっても、まだ体の動きがはっきりせず、デイサービスの迎えが来ても、歩行が不安定な人も多い。足のしびれを訴える高齢者に、筋弛緩薬を飲みたい時に飲んだらいい、それで精神的な安定が得られるのであれば…と処方する医師もいる。服薬によって、要介護状態が重くなり、家族の介護負担が増大することもある。高齢者の生活パターンを考慮して処方（減薬）することが、在宅での転倒予防につながるように思う。さらに、平成27年度から、通所介護事業所における個別機能訓練に、利用者の居宅を訪問し、居宅での生活状況を把握することが要件に加わった。それによって得られた個別の生活事情、住宅事情、基本的なアセスメントをスタッフ全員が共有することで、本人の生活課題に合った機能訓練、ケアを行うことができる。「生活者」の転倒予防は、決して医療職のみで行えるものではない。」と話す。

 ⑦　地域住民・家族も転倒予防チームの一員

　自宅での転倒予防には、介護家族を含む地域住民に、広く転倒予防の意識づけをしていく必要があると考えている。そのために、これまでのノウハウを生かし、「住民全員、転倒予防士」をめざし、地域住民を対象とした勉強会、研究会等を開く予定だ。要介護になってからの転倒予防ではなく、声掛けや見守り、支える側の意識が転倒事故を防ぎ、地域社会や本人、家族のQOLを向上させ、健康寿命をのばす。われわれデイサービスの職員は、「生活者」としての高齢者の「生きる力」を支える一員でありたいと、日々かかわっている。

3 高齢者施設における転倒予防チーム
2) 多職種協働のリスクマネジメントによる二次予防の有効性

介護付有料老人ホーム 愛広苑壱番館　**笠井 明美**

新潟医療福祉大学 大学院医療福祉学研究科 保健学専攻言語聴覚学分野　**今村 徹**

Point

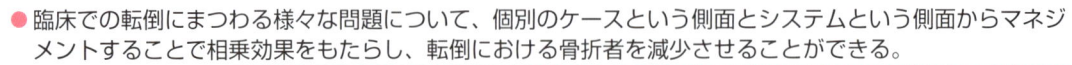

- 臨床での転倒にまつわる様々な問題について、個別のケースという側面とシステムという側面からマネジメントすることで相乗効果をもたらし、転倒における骨折者を減少させることができる。
- 両者のマネジメントのポイントは、実現可能な目標と実現可能な具体的プランである。
- それらを実行することで、スタッフ間の連携とモチベーションの向上が実現し、スタッフのエンパワメントがもたらされる。
- 取り組みの成功に不可欠なものは、スタッフ間のホスピタリティである。

転倒予防には、転倒事象そのものを対象とする狭義の予防と、転倒およびそれによる骨折や活動性低下（post-fall syndrome）等のすべてを対象に含めて考える「転倒をめぐる諸問題」の予防がある[1,2]。予防には原因を取り除くことで疾病そのものの発生を防ぐ一次予防と、症状や徴候が現れる前に疾病に介入する二次予防がある。高齢者における転倒による骨折や活動性低下の背景には、多くの場合、それらの発現には至らないものの転倒したり転倒しかけたりしやすい状態、すなわち慢性的な易転倒状態が存在すると考えられる。したがって、高齢者の「転倒をめぐる諸問題」の予防にも、原因を取り除くことで易転倒状態の発生を防ぐ一次予防と、慢性的な易転倒状態にある対象者が骨折や活動性低下等をきたす前に介入する二次予防が挙げられる。

ここでは、転倒の二次予防についての取り組みを報告する。われわれは、介護老人保健施設（以下、老健）で「転倒による骨折者を減らし事故を未然に防ぐ」という大きな目標のもと、易転倒状態にある対象者を抽出して介入するという二次予防の取り組みを継続した結果、4年後には年間の転倒による骨折者ゼロを実現した。

転倒の二次予防においては、リスクマネジメントの考え方が重要である[3]。リスクマネジメント

とは「安全推進の統括責任を定め、平素から組織的に対応をとること」と定義され、具体的活動内容として、発生が懸念される事故とその被害の大きさを予見・調査すること、およびヒューマンエラーを含む事故の原因となるハザードの除去、隔離、緩和等により事故の起きる可能性を減じる対策をとることの両者が含まれる[4,5]。

この取り組みでは、易転倒状態の対象者に対する個別のリスクマネジメントと、施設全体のシステムそのものを対象とするリスクマネジメント（システムマネジメント）が両輪となって相乗効果をもたらした。これはまさにチームマネジメント[6]の効果ともいえる。

① 老健施設におけるリスクマネジメント[7]

この取り組みの舞台となったのは開設7年目の老健で、入所病床は3フロア計100床（ショートステイ病床を含む）である。入所専従スタッフの構成は、医師1名、看護師10〜12名、介護士28〜36名、リハビリテーション（以下、リハビリ）スタッフ（理学療法士、作業療法士、言語聴覚士）2〜4名、管理栄養士1名、相談員2名、介護支援専門員2名、事務員4名である。

転倒予防の取り組みが始まった1年目に、転倒

JCOPY 88002-767

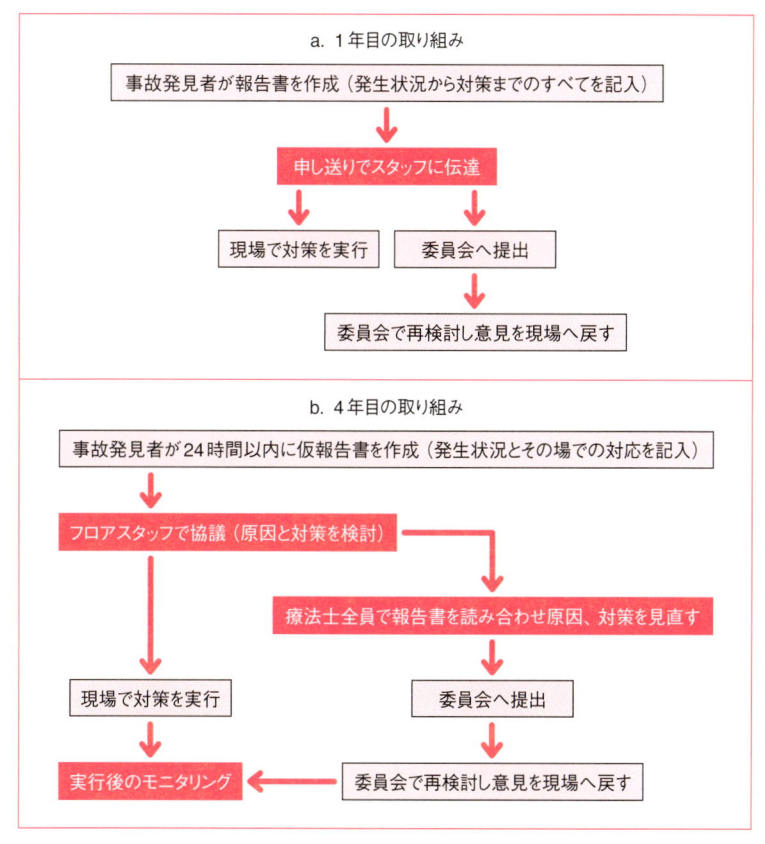

図1　転倒報告書のシステム

関連事象報告書（以下、転倒報告書）とリスクマネジメント委員会という2つのシステムが始動した。リスクマネジメント委員会によってこの2つのシステムを経時的に改変・改良していった経過を以下にまとめる。

　取り組み1年目の時点では、転倒報告書は、①転倒によって生じた骨折、創傷、打撲等に何らかの処置を必要としたアクシデントの報告書（以下、アクシデント報告書）、②転倒は生じたが処置を必要としなかったインシデントの報告書（以下、インシデント報告書）、③転倒には至らなかったが転倒の危険性を感じさせたヒヤリ・ハット事象の報告書（以下、ヒヤリ・ハット報告書）の3種類が設定された。特にインシデント、ヒヤリ・ハットの両報告書によって、易転倒状態にある対象者を抽出して対策を取ることが想定されていた。この時点では、報告書の用紙、書式は3種類

で同一であった。

　リスクマネジメント委員会は、看護師の療養部長または理学療法士を委員長とし、看護師、理学療法士、介護支援専門員と各フロアの介護士で構成された。初年度は、発見者が作成した各報告書の中に盛り込まれた計画が後日委員会に提出された際に、必要に応じて検討するというシステムであった（図1a）。

　取り組み1年目とそれ以降のリスクマネジメント委員会の活動を表1に示す。1年目に委員会が真っ先に対応を迫られたのは、実際の転倒関連事象に比べて各報告書の提出が明らかに少ないという問題であった。これに対して、3つの主要な原因を検討・特定して対策を実行した（表1①）。その結果、スタッフの転倒に対する意識向上と報告書の提出の徹底が実現し、インシデント報告書とヒヤリ・ハット報告書の提出が大きく増加した

表1　リスクマネジメント委員会の活動（問題点、課題、それに対する原因分析、対策の一覧）

1年目

① 実際の転倒に比べてリスクマネジメント委員会に提出される報告書が明らかに少ない。

・スタッフの中に報告書＝始末書というイメージがあり心理的抵抗がある。
　⇒事故報告書の意義と目的について委員会で再検討・明確化し、スタッフに周知徹底した。
・けがにまで至らない転倒が特に報告されにくい。
　⇒転倒をアクシデント、インシデント、ヒヤリ・ハットの3種類に分類することを明確化し、スタッフに周知徹底した。
　⇒報告書の書式を2種類（アクシデント報告書、インシデント・ヒヤリ・ハット共通報告書）とした。

2年目

② 報告書における転倒の記述内容が不十分である。

・どのような点を報告すればよいのかわからない。
　⇒事故発生時の対応マニュアルを委員会で作成し、研修会や職場会議等で事故発生時の対応方法、情報収集、報告書の記述の
　　ポイントについて周知徹底した。

③ 報告書の原因分析と対策が不十分である。

・原因分析と対策の策定を転倒発見者だけで行っている。
　⇒報告者は転倒の発生状況および考えられる原因だけを記入することとし、それを基に各フロアの多職種で原因と対策を協議
　　することを呼びかけた。その結果、報告書をリスクマネジメント委員会に提出する前に、自主的にフロアで検討会を開くこ
　　とが多くなった。

④ 報告書提出前の各フロアの検討会が開催されたりされなかったりする。

・報告書が作成されることをスタッフが把握していないことがある。
　⇒報告書作成の有無は申し送りで確認し、必ず検討会を開催することとした。

⑤ 報告書で策定された対策が実行されていないことがある。

・申し送りのみで伝達すると、全スタッフに伝わる前に情報が途絶えてしまうことがある。
　⇒各フロアのリスクマネジメント委員が中心となり、フロアスタッフ全員が確実に報告書を読むためのルールづくりを行って
　　フロアごとに実行した。

3年目

⑥ 報告書に基づく対策が策定されていたにもかかわらず、入浴時等に同じ原因で転倒が発生する。

・他フロアからの業務応援のスタッフが転倒の情報と対策を把握していない。
　⇒施設全体のスタッフで共有すべき内容の報告書をリスクマネジメント委員会でチェックし、各フロアの委員がフロアスタッ
　　フに伝達することとした。

⑦ リスクマネジメント委員会への報告書提出が遅いために情報が不足する。

・スタッフの中で、時間がたつほど情報があやふやになるという認識が低い。
　⇒委員会で検討し、的確な情報収集と原因分析のために、発見状況と対応内容を記した仮報告書を転倒24時間以内に作成す
　　ることを義務化した。

⑧ 報告書提出後の対象者個人の経過が十分に把握されていない。

・報告書の対象者の情報を系統的に記録していない。
　⇒各フロアの委員が、対象者の経過の個人ファイルを作成し管理することとした。

⑨ 転倒の原因分析が不十分であると主治医等から指摘されることがある。

・スタッフの分析力にばらつきがある。
　⇒報告書が提出されてからリスクマネジメント委員会が開かれるまでの間に、療法士全員で報告書を読み合わせて原因分析を
　　見直し、委員会でフィードバックすることとした。

4年目

⑩ 新入職員が報告書のシステムを使いこなせるようになるまでに時間がかかる。

・新人教育のマニュアルがない。
　⇒過去3年間で構築された報告書のシステムについてリスクマネジメント委員会でマニュアルを作成し、入職1ヵ月以内にオ
　　リエンテーションすることとした。

⑪ 新入職員が報告書で策定された利用者ごとの対策を理解するのに時間がかかる。

・利用者ごとの経過が把握できていない。
　⇒新入職員は担当フロアの転倒報告書個人ファイルすべてで、直近3ヵ月の記録に目を通すこととした。

⑫ 報告書で計画・実行された対象者ごとの対策がどの程度有効であったかが十分に検証されていない。

・フロアごとに対策の修正等は行っていたが、その経過を報告するシステムがない。
　⇒報告書提出からおおむね2週間後のリスクマネジメント委員会で、各フロアの委員が経過を報告し、再検討することとした。

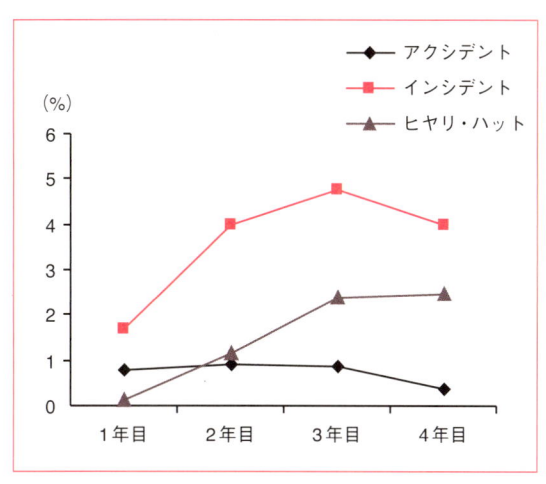

図2　転倒報告書の種類別報告率（／職員人年）

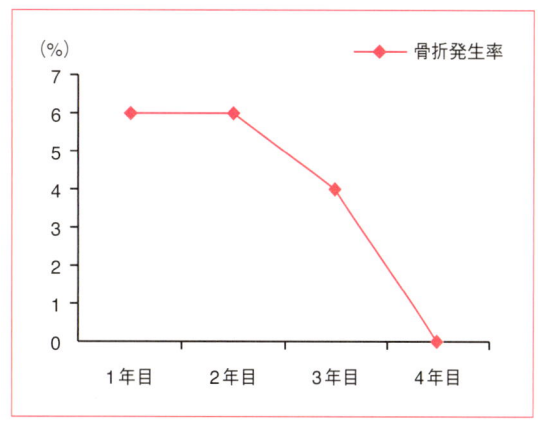

図3　骨折発生率（利用者人年％）

（図2）。

　実態に見合ったインシデント報告書とヒヤリ・ハット報告書が提出されるようになった2年目になって初めて、報告書そのものについて検討と見直しを行うことができた。その結果、報告書の内容の問題（表1②、③）、作成過程の問題（表1④）、作成後の問題（表1⑤）が浮かび上がった。これらに対して実行された個別の対策を表1に示す。その結果、状況について図等を使って詳しく報告するスタッフが増え、またフロアごとに自主的に検討会を開くことが増えていった。この検討会では、当初から介護、看護、リハビリの多職種が参加して協議することを重視した。その結果、疾患や合併症、ADL障害の程度と範囲、ベッド周囲、居室、療養棟の行動範囲における環境面等、様々な角度からアセスメントできるようになり、個別性の高いより具体的な内容の対策が実行されるようになっていった。

　報告書の内容の充実とフロアごとの対策実行のシステムづくりは徐々に実現していったが、3年目には施設全体の情報共有に関する問題や報告書の提出遅れによる情報不足の問題等が挙がり、各々の原因に対し具体的対策を検討・実行していった（表1⑥〜⑨）。

　4年目に入ると新入職員の教育の問題や個々の報告書のモニタリングの問題が浮上してきた。これらに対しても、表1⑩〜⑫に示したような具体的対策を検討し、実行していった。

　この4年間のシステムマネジメントを経て修正・拡充された転倒報告書システムを図1bに示す。これによって、対象者への個別のリスクマネジメントの充実も実現した。その結果、取り組み開始初年度に6件あった転倒による骨折は、開始4年目には年間0件となった。

② システムマネジメントのポイント

　今回分析した老健での転倒予防の取り組み[7]は、転倒後アセスメントを中心とした、易転倒状態にある対象者への介入という二次予防を主たる内容としていた。転倒による骨折は3年目以降減少し、4年目には年間0件を達成することができた（図3）。これらの結果は、転倒予防のシステムを継続的に修正、拡充することで初めて達成されたものであった。

　リスクマネジメント委員会における転倒予防の取り組みをシステムマネジメントの観点から振り返ると、4段階に分けられる（表2）。転倒による骨折者を減らし事故を未然に防ぐという大目標のもと、職員の転倒への意識向上と転倒関連事象の報告の徹底、各報告書のシステム構築とその改善、教育システムの確立という各時期の中目標に向かってマネジメントできたことが、転倒予防の実現という結果につながった。

表2　システムマネジメント

	中目標	対　策	ポイントまたは成果
最終目標　「転倒による骨折者を減らし事故を未然に防ぐ」			
1段階	報告書の提出の徹底を図る ＊報告されない転倒を減らす	ハインリッヒの法則の理解と報告書提出に対する職員への意識づけ	報告書がなければ何も始まらない 失敗は成功のもと 報告書増加
		ヒヤリ段階で提出できる雰囲気づくり	ヒヤリ報告＝スタッフの気づき
2段階	システムの構築	多職種参加の個別検討会の実施（自主的に始まった）⇒委員会主導でもれなく検討会を行うシステムづくり 個別マネジメント（情報収集→課題・原因分析→対策・実行→モニタリング）に多職種で取り組むシステムを確立	自主開催から委員会主導へ スタッフの分析力UP 緻密な個別アプローチ 実現可能な目標設定と実行可能な具体的プラン
3段階	システムの改善	正確な情報を迅速に収集するための見直し（24時間以内に報告書を提出）	情報の管理と共有
4段階	職員教育システムの確立	報告書の流れやシステムをマニュアル作成し、新入職員へのオリエンテーションを実施	全職員への周知によるシステムの継続 質の維持・向上
		新入職員は、所属部署の過去3ヵ月間の報告書に必ず目を通す	個別対応の意義理解

　システムマネジメントの第1段階のポイントは、各報告書提出の意義理解とヒヤリ・ハット段階で提出できる雰囲気づくりを委員会が主体となって取り組んだことである。報告書に対する抵抗はどのような組織・現場にでも存在する。ハインリッヒの法則（1つの重大事故の背景には29の軽微な事故があり、さらにその背景には300の異常が存在する）を理解した上で、スタッフが報告書を提出することの意義をしっかり認識できるよう働きかけることが重要である。

　システムマネジメントの第2段階のポイントは、対象者への個別のリスクマネジメントにおいて、実現可能な目標設定と実行可能な具体的プランによってスタッフのモチベーションを保つことである。「みんなで注意していく」「みんなで気をつける」といった漠然とした対策は基本的に避けなければならない。たとえば、①転倒させないことではなく転倒してもけががないようにすることが目標であることを明確にした上で、②その対象者の介助中に他の利用者のセンサーマットで呼び出されて一時的にその場を離れる際にも安全が確保できるように、時間稼ぎの方法（ベッド脇にクッションを設置し端座位で過ごしていただく、靴下を履く習慣のある方の靴の中に靴下を入れておく等）を具体策として挙げる、といった実際に

有効な対策が必要である。このことがスタッフのエンパワメントにつながったと考えられる。これは、当事者が目標を選択し、主導権と決定権を持ち、問題点と解決策を考えるという、ケアにおけるエンパワメントの原則[8]とも一致する。

　これらが実現した後に、第3段階のポイントである情報の管理と共有、第4段階のポイントである新入職者教育等にもシステムマネジメントの取り組みを広げることができた。

まとめ

　今回の分析から示唆されることは、(1) 各職員の自主的な取り組みの尊重、(2) システムマネジメントを担当する組織（リスクマネジメント委員会）のリーダーシップ、の両方がシステムマネジメントに必要であるという点である。具体的には、今回の取り組みにおいては、①転倒予防の様々な側面で、現場の職員（の一部）に自主的な取り組みが始まるので、リスクマネジメント委員会はそれを尊重し、また意識して支援する、②その後にリスクマネジメント委員会が最終的なリーダーシップを発揮して、適切な取り組みを施設内のシステムとして確立させる、という2点をシステムマネジメントとして継続することで、図1bのような機能的な転倒予防システムが構築され、

職員に受け入れられて確立したと思われる。

　また今回の取り組みにおいて、他職種に対する気配り・目配り・心配りを忘れずに対策に取り組むことで、より円滑な話し合いが実現し、多職種からなるチームの連携が確立するという大きな収穫があった。共通の目標に向かって多職種が意見の交換と修正を絶えず行い、相互理解を深め協力していくことこそが多職種連携の確立につながると痛感した。その本質は、ホスピタリティという概念[9]で捉えることができると思われる。

　転倒という小さな失敗を、転倒による骨折や活動性低下という深刻な失敗に増悪させないために、その小さな失敗をしっかり分析する必要がある。生じてしまった転倒は小さな失敗であり、その犯人を問い詰めて責任を負わせても大きな失敗は防げない。骨折や活動性低下という大きな失敗を未然に防ぐために、組織全員で冷静かつ客観的に分析するよう常に心掛けたい。それは、骨折者ゼロという数値目標を達成するためではなく、すべての対象者のQOLを保ち向上させるという究極の目的のためである。

文　献

1）大高洋平，里宇明元，宇沢充圭，他：エビデンスからみた転倒予防プログラムの効果 —1. 狭義の転倒予防—. リハ医学 **40**：374-388, 2003

2）大高洋平，里宇明元，宇沢充圭，他：エビデンスからみた転倒予防プログラムの効果 —2. 転倒にまつわる諸問題と転倒研究における今後の課題—. リハ医学 **40**：389-397, 2003

3）Jensen J, Lundin-Olsson L, Nyberg L, et al.：Fall and injury prevention in older people living in residential care facilities：A cluster randomized trial. Ann Intern Med **136**：733-741, 2002

4）小松原明哲：ヒューマンエラー第2版. 丸善出版，東京，2008

5）泉キヨ子：転ばない，ケガしないために　リスクマネージメントとしての転倒予防. MB Med Reha **65**：135-142, 2006

6）篠田道子：多職種連携を高めるチームマネジメントの知識とスキル. 医学書院，東京，2011

7）笠井明美，今村　徹，大西秀明，他：介護老人保健施設における介護予防：多職種協働のリスクマネジメントによる二次予防の有効性. 総合リハ **38**：171-178, 2010

8）安梅勅江：エンパワメントのケア科学　当事者主体チームワーク・ケアの技法. 医歯薬出版，東京，2004

9）服部勝人：ホスピタリティ・マネジメント学原論 新概念としてのフレームワーク. 丸善出版，東京，2006

3 高齢者施設における転倒予防チーム

3) 認知症高齢者に対する 介護施設での転倒予防の実践

岩手県 介護老人保健施設 北上きぼう苑 理学療法士 **佐藤 美知**
同 介護福祉士 **及川 智司**
同 医師 **鈴木 智之**

Point

● 初めに、施設での転倒リスク（場所、時間帯、症状等）を洗い出す。

● 多職種協働でリスクアセスメントと対策を行う。

● 転倒予防のため工夫をする（家具の配置、車いすのフットレスト除去）。

● スタッフへの転倒予防教育は幅広く、転倒予防の視点を育てる。

● 認知症高齢者の転倒しない体づくりも重要である。

認知症高齢者の転倒原因は加齢による運動機能、認知機能の低下による危険回避能力の低下が大きい。加えて施設入所により新しい環境の変化に適応できず認知症の行動・心理症状（BPSD）等を引き起こし転倒のリスクが高まる。

施設に入所している認知症高齢者の転倒を予防するため、北上きぼう苑（以下、当施設）で実践し、効果を上げている活動について紹介する。

 転倒リスクの洗い出し

介護施設は、人員配置や設備等全く同じではないため、自分たちの施設の特徴を知ることが必要である。当施設では、事故防止委員会を設置し、転倒・転落にかかわる事故の検証を行うと共にヒヤリ・ハットを検証し、平成26年の1年間に起きた転倒・転落に関するヒヤリ・ハットについて時間帯や好発場所の分析を行い施設内研修を行っている（図1、2）。

表1は分析結果と、その結果に基づいた対策である。

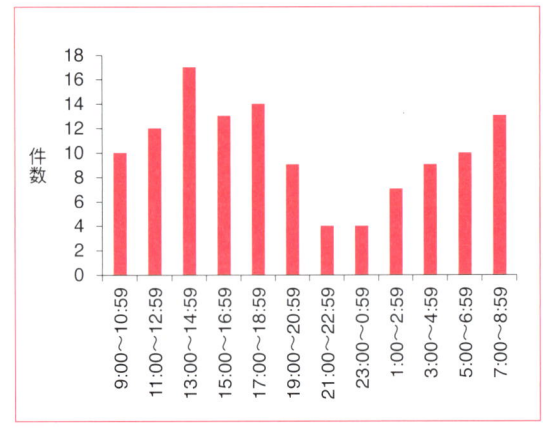

図1　時間帯別転倒・転落に関するヒヤリ・ハット件数
当施設で平成26年の1年間に起きた時間帯別ヒヤリ・ハット件数

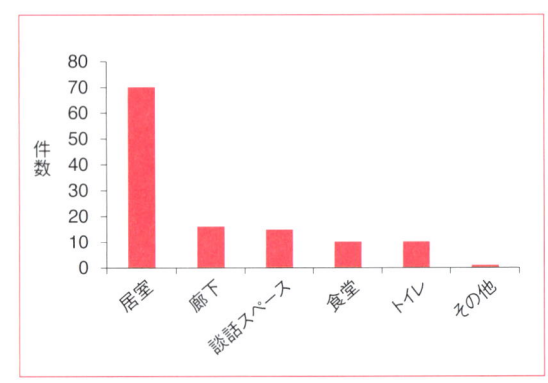

図2　転倒・転落に関するヒヤリ・ハット発生場所と件数
当施設で平成26年の1年間に起きたヒヤリ・ハット発生場所と件数

JCOPY 88002-767

② 多職種協働で行う転倒リスクアセスメントとその対策

　認知症高齢者の転倒を予防するためには、入所者本人の認知症状と身体機能の両面を施設内の各専門職がそれぞれの視点で評価してケアにつなげる必要がある[1]。表2は、当施設で行っている各専門職の評価ポイントをまとめたものである。

❶ Aさん、83歳、女性のケース

▶現病歴および既往歴

　認知症、心不全、腰椎圧迫骨折、胃癌手術。

▶現病歴と経過

　1年前より認知症による介護状態となり、サービスを利用しながら在宅生活を送っていたが食欲不振と心不全を起こし入院となった。入院中にほぼ寝たきり状態になり当施設への入所となった。

　入所翌日からベット柵から足を出し壁をたたく等の多動と「開けて！　ここに人がいる！」「お腹がすいたから出前をとって皆で食べましょう」「川が氾濫しているから見にいかなくては」等の混乱した言動が目立ち、徐々に立ち上がりが頻繁になった。転倒に関するヒヤリ・ハットが入所後1ヵ月間で5回発生し転倒予防のためのケアが必要と判断された。

　各専門職種がAさんについて施設入所後1ヵ月間に評価した内容をまとめた（図3）。

　次に評価内容から転倒予防のためのケアの方向性を決め（図4）実行した。その結果、3ヵ月後には食事が摂れるようになり体力が回復し手引き歩行が可能となった。場所や人の失見当は継続してみられ、ふいに立ち上がったりという行動はなくならなかったが転倒リスクの軽減は図られた。

表1　当施設での転倒リスク分析

転倒・転落の起きやすい時間帯	
結果	13:00～15:00、17:00～19:00
理由	スタッフの交代時間にあたり見守り等のケアが手薄になる時間帯
対策	スタッフが利用者の見守り等のケアに集中できるように他の業務を入れない
転倒・転落の起きやすい場所	
結果	居室が最も多く、次いで廊下や食堂等
理由	視覚的に利用者の行動を確認できない場所
対策	利用者の生活パターンを把握し動線上の転倒リスクを軽減できるように環境等を整える。特にベッド周囲は整理整頓を行い入所者本人のこだわりや身体機能に合った環境を整える。必要に応じてセンサーマット等の福祉用具を設置する
ヒヤリ・ハットが多かった上位10名の利用者について特徴を分析	
結果	①入所後2週間以内にヒヤリ・ハットが多く出る ②認知症高齢者の転倒は身体機能が悪化した時より改善してきた時に起こる傾向がある。また入所当初の不慣れな時期も多い ③転倒のヒヤリ・ハットを繰り返し起こす利用者は、認知症生活自立度がⅡ以上の傾向にある
対策	入所前のアセスメントをしっかり行い、入所後は生活の様子等を経過観察し、特に身体機能が改善の傾向にある時はその情報をスタッフ間で共有し随時ケアに反映させる

表2　当施設における転倒予防にかかわる主な職種の評価ポイント

職種	評価ポイント
介護福祉士 介護職員	●生活パターンを把握しBPSDを起こす要因を評価し身体機能と照らし合わせて転倒リスクを評価する。 ●生活環境（人的環境・物理的環境）が利用者に適しているかを評価する。
医師 看護師	●転倒の原因となる疾患の治療と療養管理を行い疾患や身体的不快感等がBPSDに関連していないかを評価する。 ●薬剤の影響により転倒リスクが高まっていないかを評価する。
理学療法士 作業療法士 言語聴覚士	●身体機能：日常生活動作能力について評価する。 ●認知機能：高次脳機能障害や見当識等の中核症状について評価を行いBPSDとの関連について評価する。 ●生活環境：日常生活動作能力と生活環境が合っているかを評価し転倒リスクを評価する。
管理栄養士	●嚥下状態にあった食態になっているか評価する。 ●空腹感や拒食がないか、嗜好品について評価する。
相談員 ケアマネージャー	●利用者の生活歴等から予測される心理状態を探り現在の本人の状態と合わせて転倒リスクを評価する。 ●全スタッフの評価内容から施設ケア計画を立案し実行する。ケア計画の内容が利用者本人に合っているか随時評価する。 ●転倒リスクについて家族に説明し、家族も含めた転倒予防ケアが実践できるように調整する。

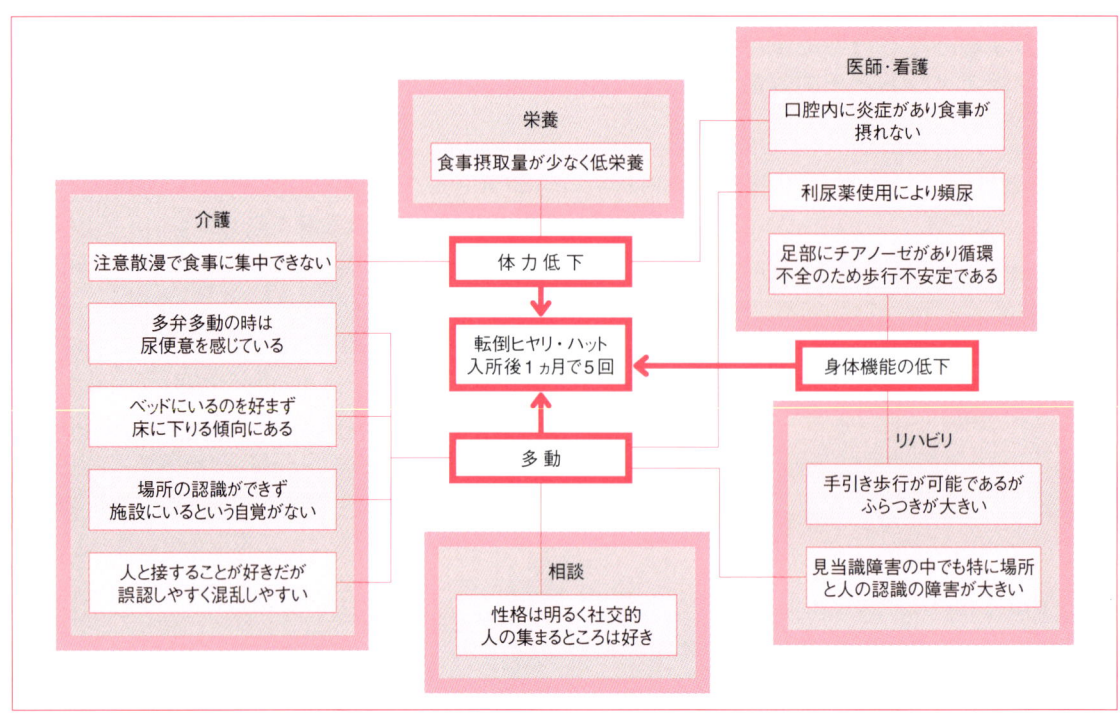

図3 専門職種の評価内容
Aさんについて施設入所後1ヵ月間に評価した内容。

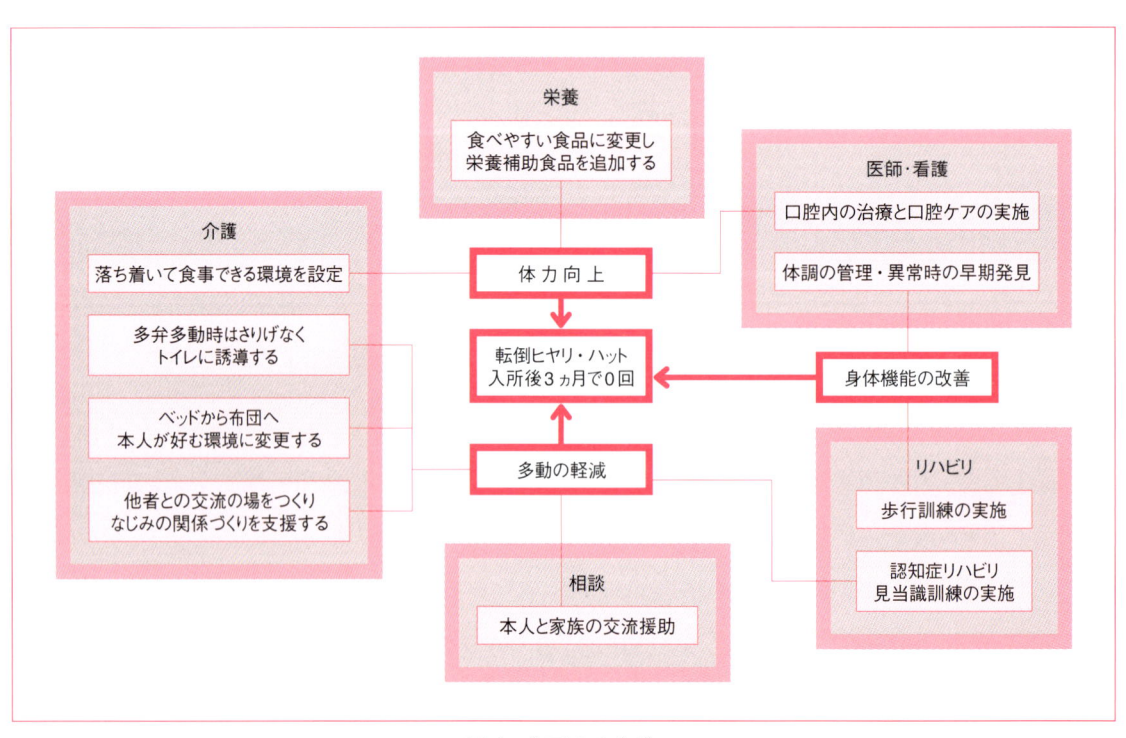

図4 ケアの方向性
Aさんの評価内容を踏まえ、実行した各専門職種のケアの内容。

3 転倒予防のためのいろいろな工夫

認知症高齢者がそれまでの生活の場から離れ、施設という新しい環境で生活を始めると予想もつかない行動から転倒し、ケアマニュアルだけでは対応困難となることが、しばしば起こる。しかし、その行動はそれまでの生活習慣に基づいた行動であったり、入所者本人が考えた「最善の策」であったりする。

たとえば居室では、ベッドとたんす、ポータブルトイレ等の位置関係はその物品の目的以外にも起居動作の際の「支え」として使用している場合が多くあり、入所者本人の動作を確認し支えとしても使えるように家具等を配置することも必要な工夫である。

特に車いすの使用に関しては注意が必要である。歩行不安定な利用者に車いすの使用は欠かせないが認知症高齢者は車いすの操作を覚えることが困難で、使用を拒否することもあり、車いすの使用を促すことがかえって不要な転倒を引き起こすこともある。車いすは通常フットレストに足を乗せて手で後輪を駆動するが、当施設ではフットレストを除去し、足による駆動を推奨している。この方法は認知症が進行している入所者でも体得しやすい[2]。またフットレストがない分、ベッドや便座まで近づくことができるので転倒しにくくなる（図5）。

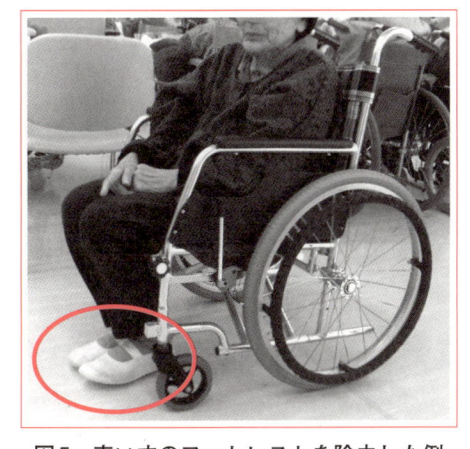

図5　車いすのフットレストを除去した例

環境設定の安全性については十分な議論を重ねると共に、新たな工夫を創造し、日頃のケアに生かしてほしい。

 ## 4 スタッフへの転倒予防教育は幅広く

❶ 認知症高齢者の転倒予防に関するスタッフ教育

施設での転倒予防は24時間365日毎日継続して行わなければならず、しかも臨機応変さが求められる。したがってスタッフへの教育内容は、認知症や高齢者の身体特性等以外に、「転倒事故が発生した場合の対応」や「移乗・移動介護技術」「身体拘束廃止」等幅広く学ぶ必要がある。

❷ 整理・整頓・清潔・清掃

認知症ケアを行う際には、生活感を出すために入所者本人のなじみの品を置いたり、和やかな雰囲気を出すための装飾を施したりする。他にもケア用品等の多くの物品が必要であり、入所者は常に物に囲まれていることになる。これらの物品が雑多になっているとそれだけで転倒のリスクが増える。

スタッフが転倒予防の視点を持って整理・整頓・清潔・清掃を心がけ実施できるように教育と実施体制づくりが必要である。

5 認知症高齢者の転倒しない体づくり

認知症高齢者の転倒予防といえば、認知症状に着目したケアが中心になりがちだが、高齢者であるという視点からの転倒予防のための体づくりも重要である。運動の習慣化が困難な認知症高齢者に施設ケアとして導入できる取り組みを紹介する。

玄米ニギニギ体操（筒状の布袋に300gの玄米を入れたニギニギ棒を握りながら行うダンベル体操[3]）を当施設用にアレンジし実施している。内容は、頻度：2回/週、参加人数：10〜20人の集団、実施時間：20分程度のプログラムで行っている。この取り組みのねらいは、①コンディショ

ンを整える、②ストレッチと筋力トレーニングによる身体機能強化、③集団で行うことによる参加者の相互作用による継続性や仲間づくりのための支援である。

まとめ

認知症高齢者は環境の変化に対応する力が弱く、環境を変えると容易に症状が悪化する。しかし、一方で、環境になじむ力もあり、その力をスタッフのチームワークにより早めにキャッチし、環境とケアを整えることにより転倒予防につなげることができると考える。立つと危険だからといって、立ち上がらないように静止することが転倒予防ではない。認知症高齢者の思いを聞き、知り、寄り添った対応をすることで転倒予防を行っていきたい。

文　献

1) 加藤真由美：転倒予防チームと多職種は. 認知症者の転倒予防とリスクマネジメント（武藤芳照, 鈴木みずえ 編著）. 日本医事新報社, 東京, p81-85, 2011
2) 高橋公樹：車いす駆動操作理解における一考察. 第18回全国介護老人保健施設愛知大会. 2007
3) 鈴木正成 監修：玄米ダンベルニギニギ体操. 講談社, 東京, 1999

4 ロボット技術やゲーム機の特性を活かした運動機能向上 ～手段的訓練と目的行為～

佐賀整肢学園こども発達医療センター　**高杉 紳一郎**

Point

- ●ロボット技術とコンピューターゲーム開発はわが国が世界に誇る「お家芸」であり，これらを医療・介護現場に活かす。
- ●筋力トレーニングマシン等の「手段的訓練」は，運動機能向上における短期的な効率性にきわめて優れている。
- ●ゲーム機リハビリテーション等の「目的行為」は，長期的な運動継続の動機づけに優れ，認知機能面での好影響も期待できる。

　わが国のロボット技術とコンピューターゲーム開発技術は、いずれも世界に冠たる先端的水準にある。この両者を世界一の超高齢社会に適用して、医療・介護現場で役に立つ実用技術として発展させれば大きな社会貢献となろう。ここでは、著者が転倒予防訓練の目的で開発に携わってきたトライアル事例を供覧し、手段的訓練と目的行為の適切な使い分けについて論じる。

筋力トレーニングロボット

❶ 開発目的と経緯

　介護予防で用いられる筋力トレーニングマシンは、大腿四頭筋や中殿筋の強化に特化されている反面、つまずき防止に重要な腸腰筋や前脛骨筋の強化に配慮されたマシンはきわめて少ない。

　そこで著者は、定番のレッグプレス運動（足を押し出す運動）と負荷方向を逆転させた新しいトレーニング法「リフトオフ」（足を引き戻す運動）を創案し、工学系エンジニアに提案した（図1）[1]。

　ところが、プロト機の開発途中で「レッグプレスとリフトオフの最大筋力には3倍以上の大差がある」ことが判明し、両者を瞬時に切り替えるプログラム開発に難渋を極め、知恵と時間を要した。試行を重ねた末に、上下肢の多関節トレーニングが可能なロボット（以下筋トレロボット）が誕生し、2011年に「スマートトレーナー」の名称

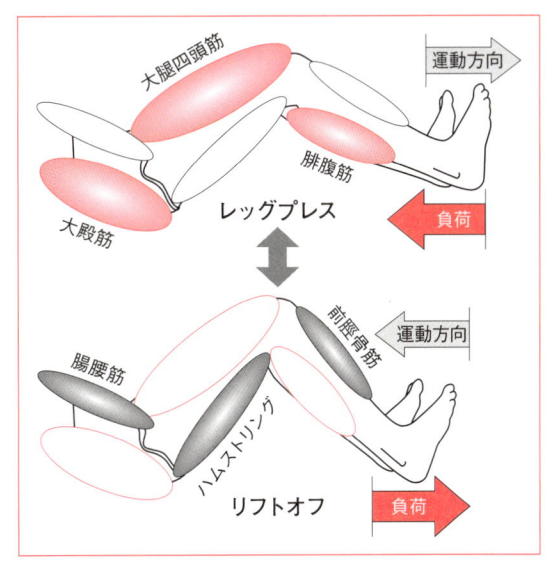

図1　レッグプレスとリフトオフ

レッグプレスとリフトオフでは、主動筋と拮抗筋が交代するため、多数の下肢筋群を強化できる利点がある。特にリフトオフ運動では、「もも上げ+つま先上げ」のエクササイズが自然に促され、特別な口頭指示や命令を行う必要はない。
（高杉紳一郎：医工連携によるロボット技術を活かした転倒予防. 臨床リハ 24 (11)：1101-1107, 2015[1] より引用）

で製品化した（図2）。

❷ 効果検証

　デイケア通所高齢者に対して筋トレロボットを使用した12週間（週2回／1回約10分）の運動介入を行った結果、両群共に大腿四頭筋と腸腰筋の筋力が有意に向上した。さらに本ロボットでの訓

練群のみで前脛骨筋とハムストリングの筋力が有意に向上し、歩行速度の有意な向上と3mTUG（timed up and go test）の改善傾向を認めた（図3）。

なお本研究は、2005年度NEDO委託研究「人間支援型ロボット実用化基盤技術開発」の助成を受け、早稲田大学（藤江ら）や九州大学（橋爪ら）等の学際的研究チームと、にいがた産業創造機構、竹井機器工業、日立製作所等の産学官チームの連携協力によって遂行された。

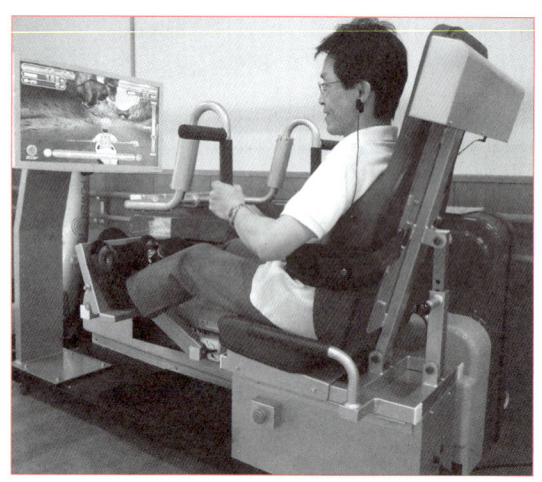

図2　スマートトレーナー全景
1台オールインワン方式のため、タタミ1畳ほどのスペース（192×110cm）で、上肢や下肢の筋力トレーニングが実施できる。また、モチベーション向上のため、エクササイズに連動したボート漕ぎゲームを搭載している。

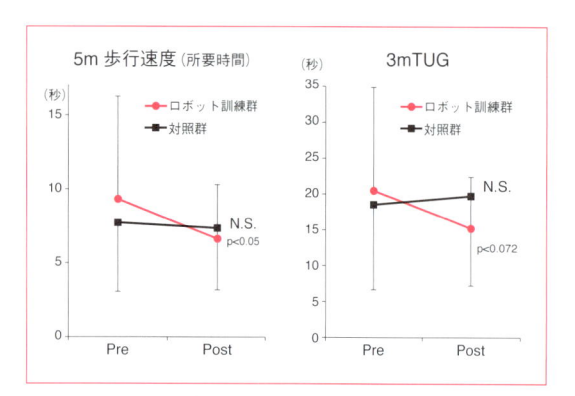

図3　ロボット訓練による機能向上効果
デイケアの通所高齢者19名を、筋トレロボット1台での訓練群10名と、標準的な筋トレマシン4台で訓練する対照群9名に無作為に振り分け、週2回で12週間の運動介入を行った結果、5m最大歩行速度の有意な向上（9.3秒→6.6秒、p<0.05）と、3mTUGの改善傾向（20.5秒→15.2秒、p=0.072）を認めた。

 ゲーム機リハビリテーション

❶ 開発目的と経緯

既存ゲーム機のほとんどは手指を使って行うため、下肢・体幹の運動負荷が足りず、また複雑な操作マニュアルの理解と記憶を要する点で不満があった。

そこで著者は、転倒予防に重要な「もも上げ、つま先上げ、サイドステップ」の3要素（図4、5）[2]

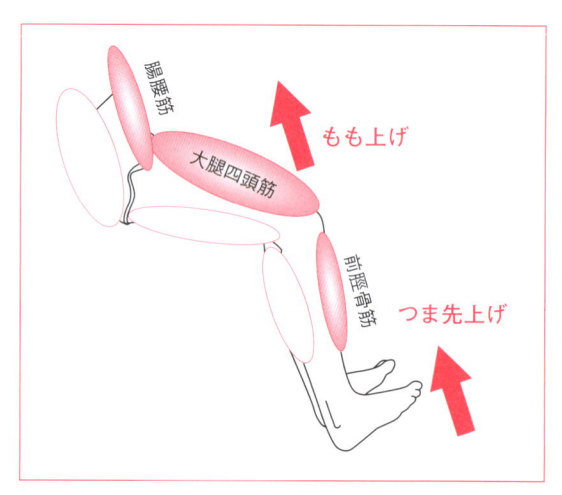

図4　もも上げとつま先上げ運動
もも上げ運動の主動筋は腸腰筋であり、大腿四頭筋が補助する。つま先上げの主動筋は前脛骨筋であり、足趾の伸筋群が補助する。

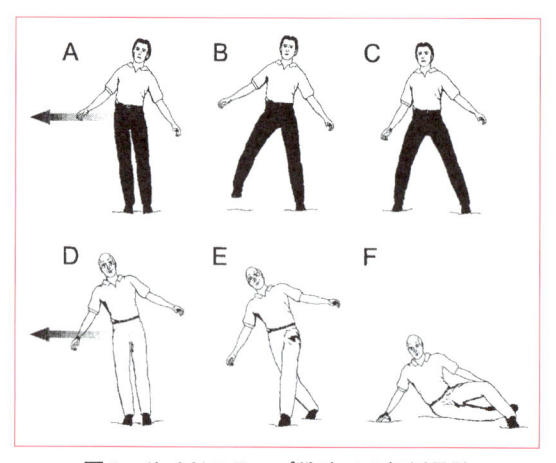

図5　サイドステップ戦略での転倒予防
バランスを崩して側方に転倒しそうになると、若年者はサイドステップして転倒を防ぐ戦略をとるが（A～C）、高齢者の場合は足がもつれクロスオーバーして転倒し（D～F）、大腿骨近位部骨折を起こしやすい。
（Rogers MW, Mille ML : Lateral stability and falls in older people. Exerc Sport Sci Rev 31 (4) : 182-187, 2003 [2] より引用）

を楽しく安全に行うという目標をナムコ社のゲーム開発エンジニア達に提案し、産学共同チームでゼロからの設計開発に着手、2006年に「ドキドキへび退治」が誕生した（図6、7）。2013年には、サイ社と共同で小型化し機能強化した「ドキドキへび退治Ⅱ」に進化させ、継承販売している。

❷ 効果検証

デイサービスセンター「かいかや」の河村と高橋らは、ドキドキへび退治Ⅱを含む複数のゲーム機を用いて通所高齢者46名の身体機能の変化について長期検証（週1～3回、1回4～8ゲーム、約10分）を実施しており、開始から10ヵ月目の時点で、3mTUGに有意な改善効果を認めている（16.9秒→11.0秒、$p < 0.05$）（図8）。

また、ゲームプレイ中の健常者の前頭葉血流を、脳血流や筋血流の測定に用いられる近赤外線分光法（near infrared spectroscopy：NIRS）で測定したところ「酸素化ヘモグロビンの増加」が確認されており、意欲や判断力、注意力等認知機能面での好影響も期待できる[1]。

❸ 国際生活機能分類からみた 各エクササイズの比較

世界保健機関（WHO）は、健康状態を支える3要素を国際生活機能分類（International Classification of Functioning, Disability and Health：

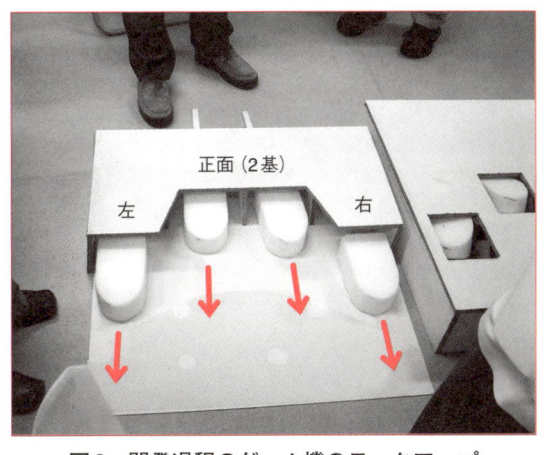

図6　開発過程のゲーム機のモックアップ
足で踏みつけるターゲットとなる「へび」は、正面2台に加えて、両サイドからも2台飛び出してくるように配置し、自然にサイドステップ運動を促す設計とした。

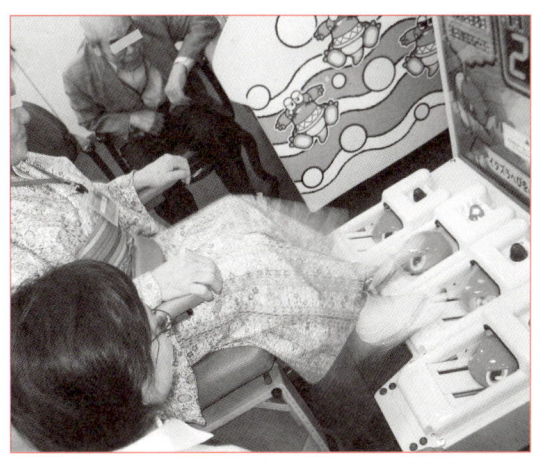

図7　ドキドキへび退治に興じる高齢者
デイサービス「かいかや」の通所高齢者からは「ゲームなら毎日でも続けられる」「楽しくて夢中になる」「誰かが見てくれると頑張れる」との声が聞かれた。まさに、心が動けば体も動く。思わず手が出る足も出るようなシーンが展開されており、社会参加の動機づけの点で、エンターテインメントの底力を痛感した。（高杉紳一郎：医工連携によるロボット技術を活かした転倒予防. 臨床リハ 24（11）：1101-1107, 2015[1] より引用）

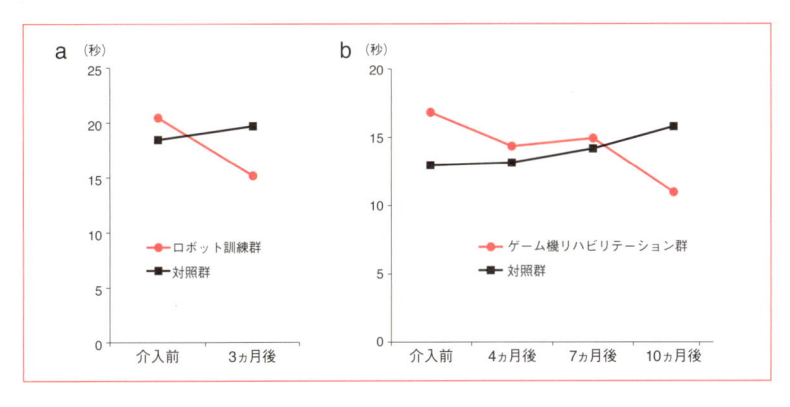

図8　筋トレロボットとゲーム機による機能向上効果の比較
筋トレロボット「スマートトレーナー」（a）と、「ドキドキへび退治Ⅱ」等のゲーム機リハビリテーション（b）による3mTUGの改善効果を比較した。3mTUGが5秒以上短縮するまでに、前者は3ヵ月間、後者は10ヵ月間を要しており、短期的な効率性は筋トレロボットが優位であり、長期的な継続性に関してはゲーム機が優れている可能性が示唆された。

ICF）にまとめており、ここで紹介したロボットによる筋力トレーニングは「心身機能—身体構造」に、ゲーム機によるリハビリテーションは「参加」に関与する（図9）[1,3]。

最後に「手段か・目的か」の観点から、ICFに準拠しつつエクササイズの分類を試みた（表）。

筋トレマシン等の「手段的訓練」は短期的な効率性に優れており、急性期～回復期のリハビリテーションにおいて確実かつ強力なツールである。一方のゲームは、社会参加や生きがいを促進する「目的行為」に相当し、長期的な継続が期待できる。生活期において運動継続のモチベーションを維持するには「心のスイッチ」がカギであり、好奇心や楽しさ、ドキドキ感や高揚感、満足感等の心理的要素が必要であると考える[4,5]。

まとめ

ロボット技術やゲーム文化はわが国が世界に誇る「お家芸」であり、これらを世界一の超高齢社会における医療・介護現場に活かし役立てたい。

運動機能向上効果を最大化するには、効率的な手段的訓練と、継続力に優れる目的行為の両者について、適時適切なる使い分けが重要である。

謝辞　ここで紹介したロボットやゲーム機の開発は、九州大学病院リハビリテーション部のスタッフの多大なる連携協力によって成就されており、ここに深謝申し上げる。

文　　献

1) 高杉紳一郎：医工連携によるロボット技術を活かした転倒予防. 臨床リハ **24**（11）：1101-1107, 2015
2) Rogers MW, Mille ML：Lateral stability and falls in older people. Exerc Sport Sci Rev **31**（4）：182-187, 2003
3) 高杉紳一郎, 禰占哲郎, 河野一郎, 他：高齢者の転倒予防の新視点　～手段的訓練と目的行為～. 転倒予防医学百科（武藤芳照 編）. 日本医事新報社, 東京, p154-161, 2008
4) 高杉紳一郎：高齢者ケアとエンターテイメント. ここまでできる高齢者の転倒予防 これだけはしっておきたい基礎知識と実践プログラム（武藤芳照 監）. 日本看護協会出版会, 東京, p104-108, 2010
5) 高杉紳一郎：地域における転倒予防の取り組み. リハビリテーション医学 **43**（2）87-90, 2006

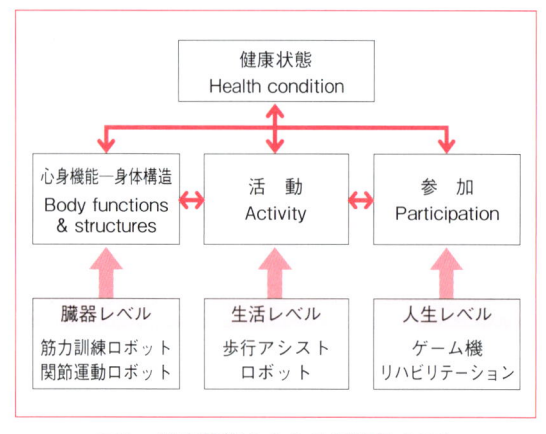

図9　健康状態を支える3要素（ICF）

表　手段的訓練と目的行為

	手段的訓練	目的行為
エクササイズ例	マシントレーニング、ストレッチ体操、片足立ち訓練、トレッドミル歩行、固定式自転車こぎ、計算ドリル　等	ゲーム、レクリエーション、太極拳、ヨガ、舞踊、屋外ウォーキング、サイクリング、楽器演奏、調理、手工芸　等
目標	「心身機能」と「身体構造」の改善	「活動」と「参加」の促進
短期的な効率性	高	低
長期的な継続性	不詳	高
基盤	客観性、普遍性、再現性、論理性	主観性、個別性、多様性、物語性
適応	急性期～回復期（監視下環境）	生活期（非監視下環境）

筋トレマシン訓練や固定式自転車こぎ等は「手段的訓練」として短期効率に優れ、急性期からの病院リハビリテーションやスポーツの現場において最適かつ強力なツールである。一方、ゲームやレクリエーション活動、太極拳や舞踏等は、それ自体に実施目的が内在された「目的行為」であり、その多くは、すでに歴史を越え国境さえ越えて多くの人々に愛好され、長期間継続されている。
（高杉紳一郎：地域における転倒予防の取り組み. リハビリテーション医学 43（2）87-90, 2006[5] より引用して改変）

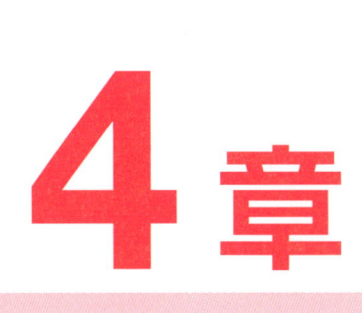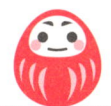

4章

転倒予防に役立つ各種資料

1 転倒予防のための事例集
1) J-FALLS転倒予防事例集

国立病院機構 東名古屋病院 リハビリテーション科 **松田 直美**

同 リハビリテーション科 **髙松 泰行**

同 神経内科 **饗場 郁子**

平成21年度国立病院機構EBM研究「医療・介護を要する在宅患者の転倒に関する多施設共同前向き研究（J-FALLS）」（研究責任者：饗場郁子）では、介護保険を利用している全国1,415名の在宅患者における転倒と転倒による重篤な外傷（骨折・入院を要する外傷・死亡）を1年間前向きに調査した。その結果、転倒は806人（58.3%）、重篤な外傷は94人（6.6%）で発生した[1]。

転倒により重篤な外傷に至った94件の事例の中から、代表的な20例を取り上げ、転倒した時の状況（いつ、どこで、どんな時に、どのように、ぶつかったもの等）、患者の基本情報（性別、年齢、基礎疾患名、症状、介護度等）、転倒原因、転倒予防対策を記載したものを要介護者・介護者向けに事例集として作成した（図1）。

ここでは、この転倒予防事例集の中から6事例を紹介する。

 除草作業中に滑って転倒し、顔面の骨折・切創・裂創を受傷した事例

❶ 基本情報

基礎疾患名：変形性膝関節症

年齢・性別：84歳、女性

症状：関節拘縮、疼痛

転倒歴：なし

認知機能：正常

移動能力：杖歩行介助レベル

介護度：要支援2

❷ 転倒した時の状況 （図2）

時間帯：午後0〜6時

場所：自宅の庭

状況：草を刈ろうとしてバランスを崩して石垣にぶつかった。「除草作業をしていて気持ちが油断して滑った」とのことであった。

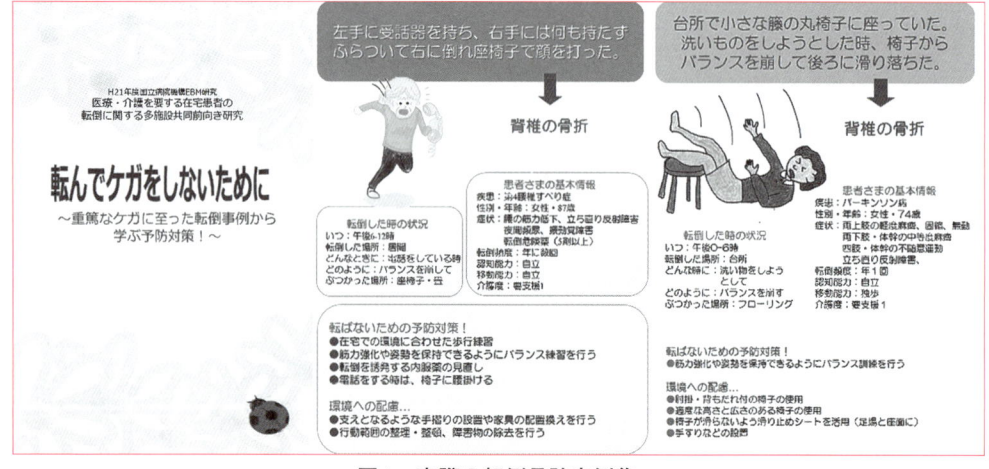

図1 実際の転倒予防事例集

JCOPY 88002-767

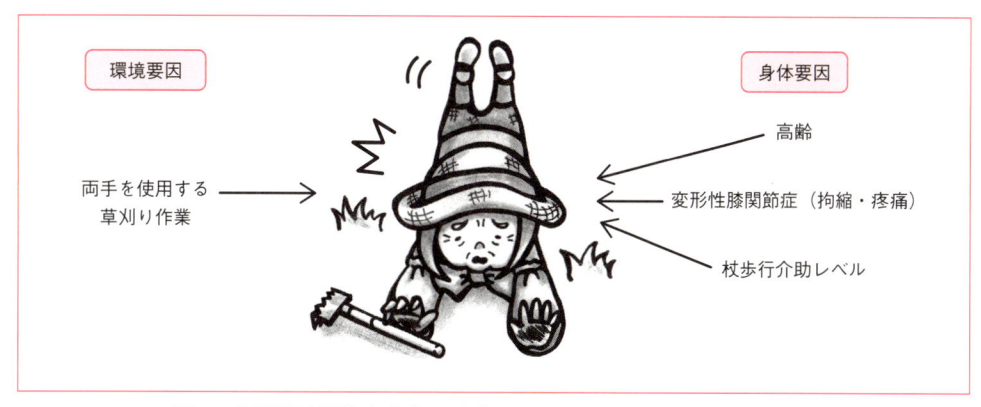

図2　変形性膝関節症患者が除草作業中に滑って転倒し、顔面骨折

❸ 転倒原因の推測

　中等度の変形性膝関節症を有する者は、バランス機能が低下し、転倒の危険性が高いことが報告されている。健常者と比較して、重心動揺が大きい、下肢筋力が低下している、疼痛が強い、膝関節の固有感覚（身体の位置、運動状態等を感知する感覚）が低下していること等が要因として考えられている。本症例は、84歳と高齢であることに加え、中等度の変形性関節症を有し、移動には杖が必要であったことからバランス機能は低く、転倒リスクの高い身体機能であったことが推測される。草刈りは両手を使いながら移動を伴う作業であり、杖歩行介助レベルの本症例にとっては難易度の高い作業であったと考えられる。

❹ 予防対策の立案

▶作業方法の再考

　低いいすや台を利用することで転倒リスクは軽減できるかもしれない。しかし、変形性膝関節症による関節拘縮（関節可動域が制限された状態）や疼痛により、低いところからの立ち上がりは困難と思われる。

▶草刈り作業の代用・代行

　変形性膝関節症を有し、転倒リスクが高い本症例は、両手を使用する草刈り作業は実施しない方がよいと考えられる。除草剤を利用し、草刈り作業の必要性をなくすこと、訪問介助員に同作業を依頼することが推奨される。

▶移動手段の再考

　一人でも安全に移動するために杖から歩行器へ変更する等、歩行補助具を再検討する。

▶身体機能の維持

　年齢や身体機能を考慮すると、通所や訪問リハビリテーションを利用し、下肢筋力やバランス能力を維持すること、移動手段の再検討も重要な転倒予防対策と考えられる。

😟 ❷ 自宅で転倒し、脊椎骨折を受傷した事例

❶ 基本情報

基礎疾患名：アルツハイマー型認知症
年齢・性別：85歳、男性
症状：認知機能障害、危険行動（徘徊）あり
転倒歴：なし
認知機能：低下
移動能力：独歩自立レベル
介護度：要介護1

❷ 転倒した時の状況（図3）

時間帯：不明
場所：自宅内
状況：一人で家にいたが、家人が帰ると背部痛を訴えていた。認知機能障害があり、詳細については聴取不能であった。

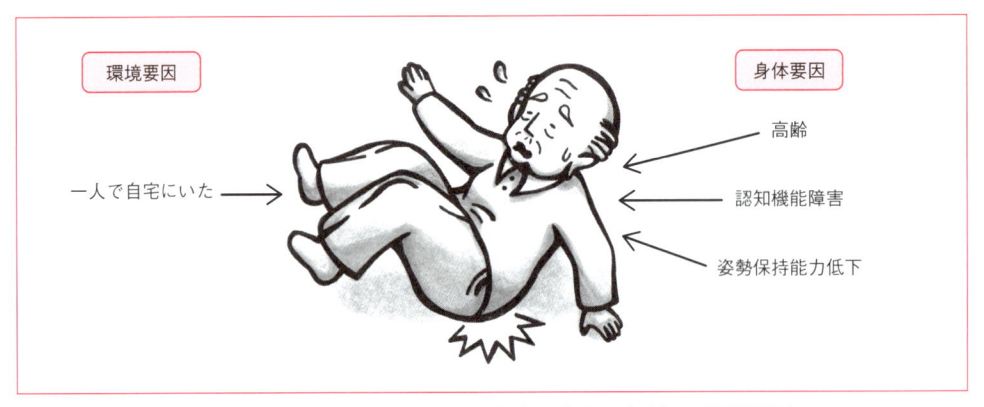

図3　アルツハイマー型認知症患者が自宅で転倒し、脊椎骨折

❸ 転倒原因の推測

　本事例は転倒状況が不明であり、原因は特定できない。認知機能が低下した高齢者は認知機能が保たれている者より転倒リスクが高いことが報告されている。特に、注意機能低下は転倒との関連が強いことが指摘されている。注意機能の低下により、段差や家具につまずいてバランスを崩して転倒に至った可能性が考えられる。しかし、たとえ何かにぶつかってバランスを崩しても、それに耐えうる筋力や姿勢保持能力（バランスを崩した際に足を一歩踏み出す反応等）が正常であれば、転倒に至らない。本症例は身体機能的には独歩可能レベルであったが、85歳と高齢であるため、筋力、バランス能力、姿勢保持能力は低下していたと考えられる。これらの要因により、転倒に至ったと考えられる。

❹ 予防対策の立案

▶一人にしない

　本事例は、認知機能が低下しており、徘徊等の危険行動も見られた。どのような行動をとるか予想がつかないアルツハイマー型認知症患者は可能な限り一人にしないことが重要と考えられる。通所介護や短期入所等の介護保険サービスを利用することは患者の安全、家族の介護負担軽減として有効と考えられる。

▶環境調整

　自宅内の転倒予防策としては、認知機能障害に伴う注意力低下が予想されるため、段差の解消、家具の整理整頓等つまずきによる転倒を予防できるような環境調整が必要と考えられる。

▶身体機能および認知機能の維持

　筋力やバランス能力等の身体機能を維持する運動療法も必要となる。さらに、注意機能トレーニングによって転倒発生率が減少したとの報告もあるため、認知機能面へのアプローチも転倒予防には重要かもしれない。身体機能、認知機能の維持を目的とした通所・訪問リハビリテーションが推奨される。

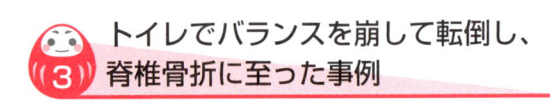 トイレでバランスを崩して転倒し、脊椎骨折に至った事例

❶ 基本情報

基礎疾患名：脳梗塞後遺症
年齢・性別：63歳、男性
症状：重度左上下肢麻痺、半側空間無視、表在覚・関節位置覚障害
転倒歴：年1回
認知機能：低下、暴言・暴行・介護への抵抗あり
移動能力：四点杖介助歩行レベル
介護度：要介護2
その他：転倒危険薬（抗精神病薬、抗不安薬、睡眠薬等）服用

❷ 転倒した時の状況 （図4）

時間帯：午前0～6時
場所：自宅トイレ

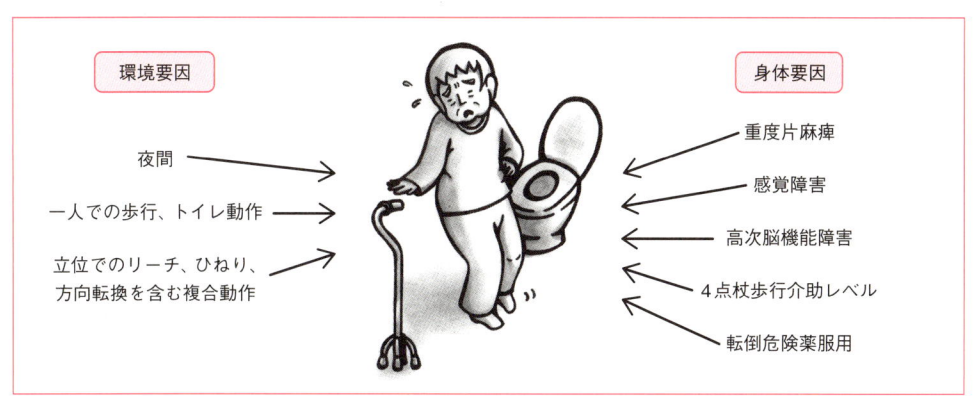

図4　脳梗塞後遺症患者がトイレでバランスを崩して転倒し、脊椎骨折

状況：排泄時にバランスを崩し、床へ転倒した。「夜間、立位にて排尿後に杖を取ろうとした際にバランスを崩してお尻から転倒した」とのことであった。

❸ 転倒原因の推測

本事例は、重度片麻痺、感覚障害（触覚や痛覚等の表在感覚・各関節の位置情報を感受する感覚の鈍化、喪失）を呈し、歩行は4点杖軽介助レベルであった。歩行が介助レベルであったことから、転倒リスクの高い身体機能であったと考えられる。重度片麻痺患者は歩行中だけでなく、立位で手を伸ばす、体をひねる・回転する等の動作時にもバランスを崩しやすい。加えて、半側空間無視（半側空間からの情報や感覚が認識できない）、転倒危険薬の服用等、転倒危険因子を複数有していた。夜間は視界が不良になるため、転倒の危険性は高くなる。転倒の危険性が高い心身機能状態に、転倒危険薬を服用していたこと、夜間であったこと等、転倒危険因子が複数重なったことで転倒に至ったと推測される。

❹ 予防対策の立案

▶夜間の排泄方法の検討

本事例は、転倒危険因子を複数有しており、非常に転倒リスクの高い患者と考えられる。夜間のトイレはご家族の付き添いのもとで行うことがよいと考えられる。しかし、暴言・暴行・介助への抵抗があるとの情報より、一人で勝手に行動して

しまい、ご家族が介助することが困難であったかもしれない。介助が不可能であれば、安全に排泄できる方法を再検討する必要がある。座位で排尿する、杖を安全に取ることができる位置へ置く等バランスを崩しやすい立位動作を減らすことが求められる。また、本症例にとって夜間の移動は転倒リスクの高い行為であり、安楽尿器やポータブルトイレの利用が推奨される。

▶環境調整

安楽尿器やポータブルトイレの受け入れが悪ければ、トイレまでの動線に切れ目なく手すりを設置し、四点杖ではなく手すりを使用することで、転倒リスクは軽減すると考えられる。また、動線上の灯りを明るいタイプに変更する、灯りをつけ忘れないように自動で点灯するタイプに変更する等の環境調整も有効と考えられる。

▶身体機能の維持

通所・訪問リハビリテーションを利用し、下肢機能、バランス機能の維持を図ると共に、歩行練習の継続が必要と考えられる。

 敷居につまずき、上肢骨折を受傷した事例

❶ 基本情報

基礎疾患名：パーキンソン病Yahr Ⅲ
年齢・性別：76歳、女性
症状：姿勢保持障害、無動、固縮、すくみ足
転倒歴：なし

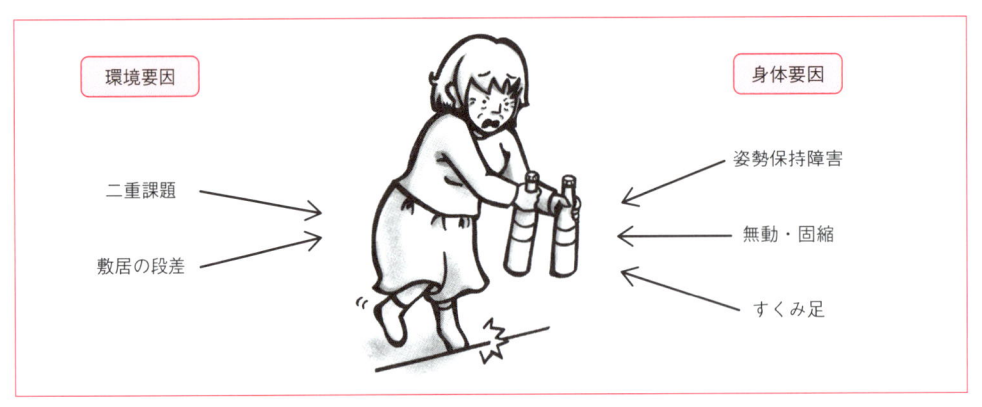

図5 パーキンソン病患者が敷居につまずいて転倒し、上肢骨折

認知機能：正常
移動能力：杖使用自立レベル
介護度：要支援1

❷ 転倒した時の状況（図5）

場所：台所
状況：両手に1本ずつビンを持って移動し始めた
　時に敷居につまずいた。

❸ 転倒原因の推測

　本事例は、姿勢保持障害、無動（動きが遅くなる）、固動（筋力がこわばる）、すくみ足（足が地面に貼りついたように動かなくなる）を呈し、転倒リスクが高いと推測された。歩行は杖が必要なレベルであったが、転倒時には両手に物を持っていたため、不安定な状況にあったと考えられる。パーキンソン病患者は、二重課題遂行能力の低下がある。「両手に物を持って」「歩行する」という二つの課題により段差に注意が向かなかったことが転倒原因として推測された。

❹ 転倒予防対策の立案

▶二重課題を避ける

　「物を持って」「歩行する」等、二つの課題にならないように、「歩く」時には「歩く」ことに集中することが重要である。日常生活上どうしても物を運ばなければならない場合は、ワゴン車や歩行器に荷物を載せて歩行する等の工夫が必要である。

▶環境整備

　敷居等の段差を解消する。解消できない段差や階段、トイレ等体の向きを変える場所には手すりを設置する。

▶すくみ足への対策

　すくみ足は、歩行開始時や障害物に近づく時、狭所等で症状が見られやすい。すくみ足を誘発しないためには、生活の動線上のスペースを広くする（足元に物を置かない、家具と家具の間隔を空ける）必要がある。その他、パーキンソン病患者は視覚cue（手がかり）が有効とされているため、段差にカラーテープで目印をつけて跨ぐようにし、すくみ足を軽減させる工夫を行うことも一つの方法である。

▶身体機能の維持

　通所介護・訪問リハビリテーション等の介護サービスを利用し、バランス機能や歩行能力の維持を図る。訪問リハビリテーションでは、実際の環境下での移動方法の指導や移動練習を実施し、患者に適した環境調整を検討することも有用であると考える。

😟 （5） 歩行器歩行中に転倒し、骨盤骨折を受傷した事例

❶ 基本情報

基礎疾患名：多系統萎縮症
年齢・性別：69歳、男性
症状：四肢体幹失調、姿勢保持障害、無動、固縮、

夜間頻尿
転倒歴：年1回
認知機能：正常
移動能力：杖・歩行器歩行介助レベル
介護度：要介護3

❷ 転倒した時の状況 (図6)

時間帯：午後6 ～ 12時
場所：自宅トイレ
状況：歩行中にバランスを崩してフローリングの床に転倒。「歩行器につかまって歩いていたところ、歩行器が先に進んでしまった」とのことであった。

❸ 転倒原因の推測

本事例は、四肢体幹失調（手や足、身体を思う

ように円滑に動かせない）・姿勢保持障害・無動・固縮が見られ、歩行は歩行補助具を使用する介助レベルであったことから、転倒リスクの高い身体機能であったことが推測される。失調のある患者が四輪歩行車（車輪付き歩行器）の前方への推進力をコントロールしながら、体を安定させることは困難であり、適切な歩行補助具が選定されていなかったことが転倒原因として推測された。

❹ 予防対策の立案

▶歩行補助具の検討 (図7)

四肢体幹失調のある患者は、四肢・体幹が動揺し、体を安定させることが困難であるため、地面に対し垂直方向に力をかけ、体を安定させることができる四脚固定型歩行器を選定する。四輪歩行車を使用する場合は、車輪に制動がかかる抵抗器

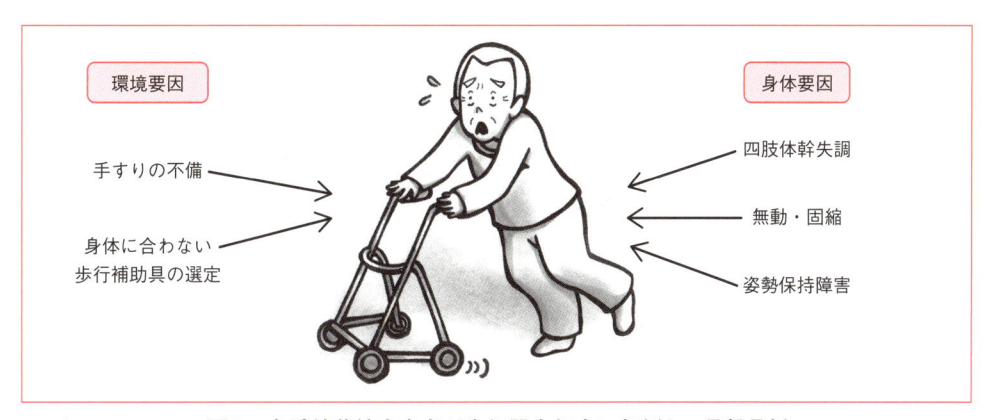

図6　多系統萎縮症患者が歩行器歩行中に転倒し、骨盤骨折

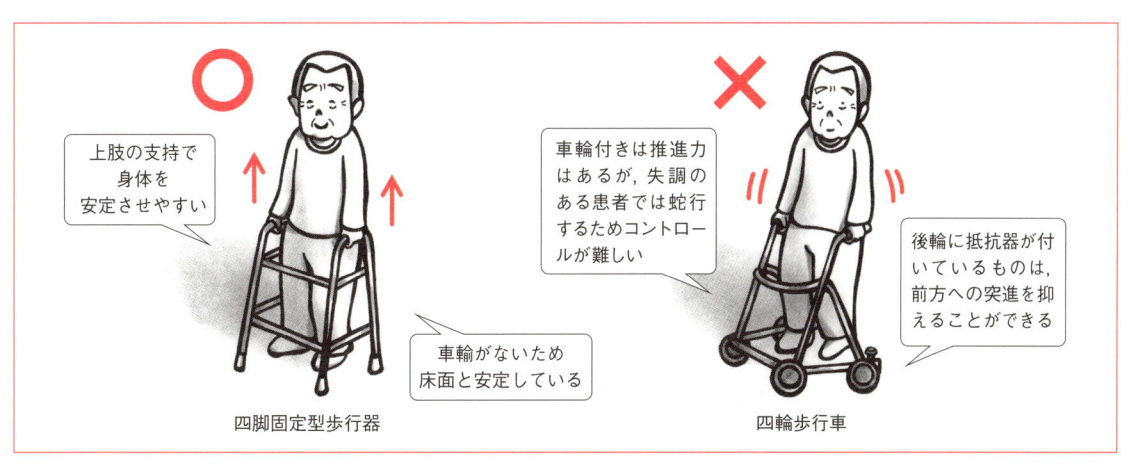

図7　四肢体幹失調のある患者に対する歩行補助具の選定

が付いているものを選定する。抵抗器が付いていない場合は、重りを載せて前方への推進力を防ぐ等の工夫が必要である。

▶環境調整

生活の動線上に手すりを設置する。四肢体幹失調や姿勢保持障害のある患者は、手すりを把持しようとして手を伸ばし、重心を大きく移動させるとバランスを崩して転倒する危険がある。姿勢を崩さずに、手すりを把持して移動できる位置に設置する。

▶生活場面での身体機能の維持

多系統萎縮症は進行性疾患のため、患者の身体機能が少しずつ変化する。各病期の身体機能に合わせ、歩行補助具や環境調整を検討しなければならない。実際の生活場面に適した歩行補助具や移動方法の検討、介助方法の指導を行うために訪問リハビリテーションが有用であると考える。

物を取ろうとしてバランスを崩し、肋骨骨折を受傷した事例 ⑥

❶ 基本情報

基礎疾患名：進行性核上性麻痺
年齢・性別：64歳、女性
症状：四肢軽度筋力低下、頸部の軽度関節拘縮、四肢不随意運動、姿勢保持障害、無動、固縮、すくみ足、眼球運動障害、骨粗鬆症薬4剤以上の服用
転倒歴：週に数回

認知能力：低下
移動能力：自立
介護度：要支援2

❷ 転倒した時の状況（図8）

時間帯：午後6〜12時
場所：居間
状況：物を取ろうとした際、足がすくんでバランスを崩しサイドボードに胸と肘を打ち肋骨骨折した。

❸ 転倒原因の推測

進行性核上性麻痺は、パーキンソン病に似た症状を呈する疾患であり、易転倒性、眼球運動障害（外眼筋やその支配神経の障害による。特に足元が見えにくい）、認知機能障害等の症状がみられる。前頭葉が障害されるため、視覚性探索反応により、目の前のものや周囲のものに手を伸ばし、つかもうとして転倒することも多い。本症例においても、前記症状に加え、すくみ足、筋力低下、頸部の関節拘縮が見られ非常に転倒リスクの高い身体機能であったことが推測される。また、骨粗鬆症薬を4剤以上服用していることから高度の骨粗鬆症があり、転倒時に骨折しやすい状態であった。

❹ 転倒予防対策の立案

▶外傷予防

本事例は、週に数回は転倒しており、転倒を予

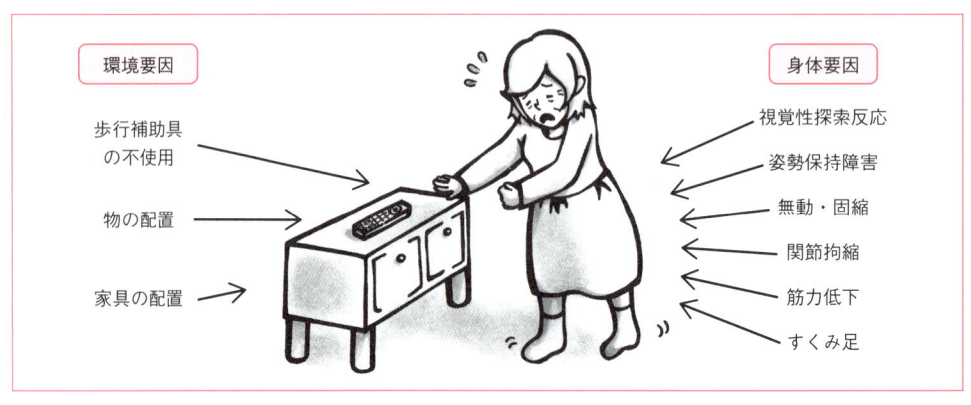

図8　進行性核上性麻痺患者が物を取ろうとしてバランスを崩し転倒し、肋骨骨折

JCOPY 88002-767

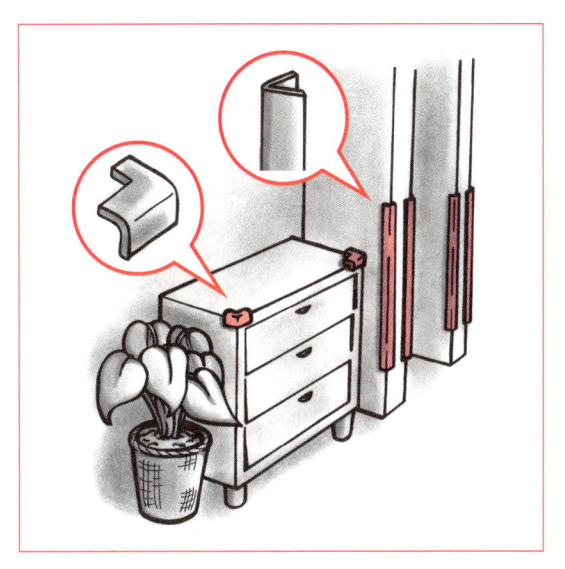

図9　コーナークッション

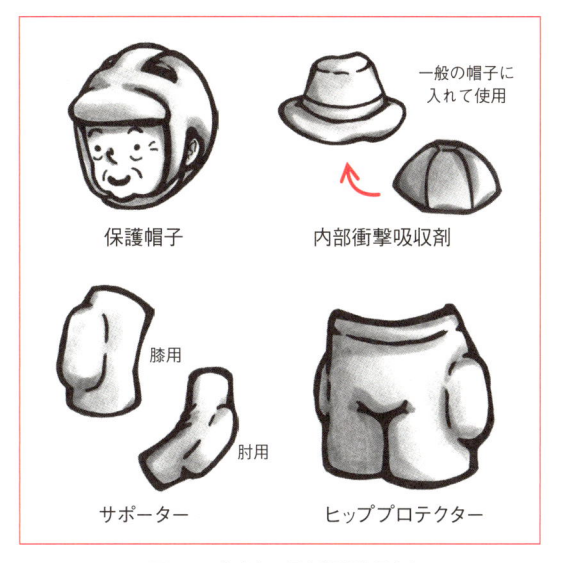

図10　転倒・骨折予防具例

防することも必要であるが、「転倒は避けられない」と考え、「転倒時の外傷を予防する」ための対策を行うことが重要である。家具やドアの角には、コーナークッション等の外傷予防グッズを設置し、衝突による衝撃を軽減させる（図9）。患者自身の身体を保護するための保護帽子、肘・膝に装着するサポーター、ヒッププロテクター等（4章の6を参照）を装着し、転倒時の外傷を予防する（図10）。

▶**すくみ足への対策**

　前述の「すくみ足への対策」を参照。

▶**環境調整**

　日用品は手元にまとめて置いておき、必要以上に動き回って転倒しないように工夫する。手元に置いておけない日用品等は、かがんだりしゃがんだりしなくて済むように、家具の高さを考慮して置いておく必要がある。また、日常立ち寄る場所や扉の手前には、安全な立ち位置にカラーテープで目印をつけるとよい（図11）。

▶**介護保険サービスの利用**

　患者の安全や介護負担を軽減するためにも、訪

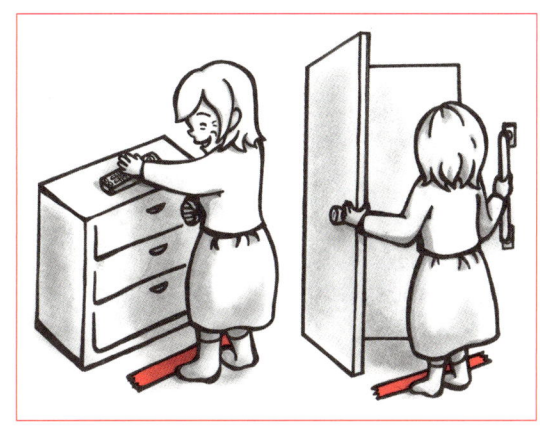

図11　カラーテープによる目印

問介護や通所介護、短期入所の介護保険サービスを利用することも有用であると考える。

文　　　献

1）饗場郁子, 齋藤由扶子, 吉岡　勝, 他：要介護者における転倒による重篤な外傷の発生頻度および特徴〜医療・介護を要する在宅患者の転倒に関する多施設共同前向き研究（J-FALLS）〜. 日本転倒予防学会誌 **2**（1）: 19-33, 2015

1 転倒予防のための事例集
2) 運動普及活動時のヒヤリ・ハット事例集

島根県雲南市立 身体教育医学研究所うんなん　**北湯口 純**
同　**吾郷 千歳**
島根県雲南市 健康福祉部健康推進課　**高橋 典子**

 ヒヤリ・ハット事例集の作成背景

　高齢化の進展が著しいわが国では、要介護状態の引き金となる生活機能低下や転倒・骨折等を予防するため、身体活動・運動の促進による体力づくりを通じた介護予防対策の推進が重要となっている。近年では、地域住民が主体となった活動の推進が重要との考え方を国も提示している[1]。

　こうしたなか、島根県雲南市では、地域で運動指導を行う住民ボランティア「地域運動指導員（以下、指導員）」を養成することで地域全体へ運動を普及する活動を進めてきた。この活動は平成18年から現在まで継続しており、これまで130名の指導員を養成してきた。

　活動を進める一方で、非専門的な人材が運動普及に携わることを踏まえた安全対策にも配慮しなければならない。前述のように住民主体の活動は推奨されているものの、安全対策・体制についての議論は不十分な状況にある[2~4]。今後、地域・住民主体の転倒予防において、より安全で効果的に運動を普及していくためには、運動に伴う転倒・傷害等のリスクにも十分に配慮した安全教育・対策を平行して進めていくことが重要である。

ヒヤリ・ハット事例集の活用状況

　当地域では、安全教育・対策の一環として、指導員による運動普及活動時の有害事象やヒヤリ・ハット事例の定期的な実態把握に取り組んでいる。図のヒヤリ・ハット事例シートは、収集した情報をもとに作成したものである。移動能力の測定や運動教室の際に、実際に発生したヒヤリ・ハットの「種類」「経過」「原因」「対策」を示している。これらを「ヒヤリ・ハット事例集」としてまとめ、指導員に提供しており、主に研修会での安全教育に活用している。研修会では、事例集をグループワーク教材として活用することが多く、指導員にとって身近な事例のためか知識や経験が異なる者同士でも真剣で活発な議論・意見交換につながっている。参加した指導員からも「様々な見方や考え方があることに気づけた」「みんなで話し合うことで様々な思いを共有できた」等の声が聞かれ、安全意識を共有したり高めたりすることに役立っている。一方、「そこまで気を付けないといけないのか」「気づいても実際に対応することができるだろうか」という負担や不安に感じる声もあり、住民ボランティアとしての活動の萎縮につながらないよう、適切にフォローしていくことも重要と考えている。

ヒヤリ・ハット事例集活用の今後の展望

　非専門的な人材による運動普及をより安全かつ効果的に進めるため、今後も事例集を活用した安全教育・対策に力を入れていくことが必要と考えている。その質を高めるうえで、ヒヤリ・ハット事例の継続収集による情報の更新は重要であり、そのためにもヒヤリ・ハット事例集の活用を通じて安全教育・対策の意義と重要性に対する理解を高めていく必要がある。

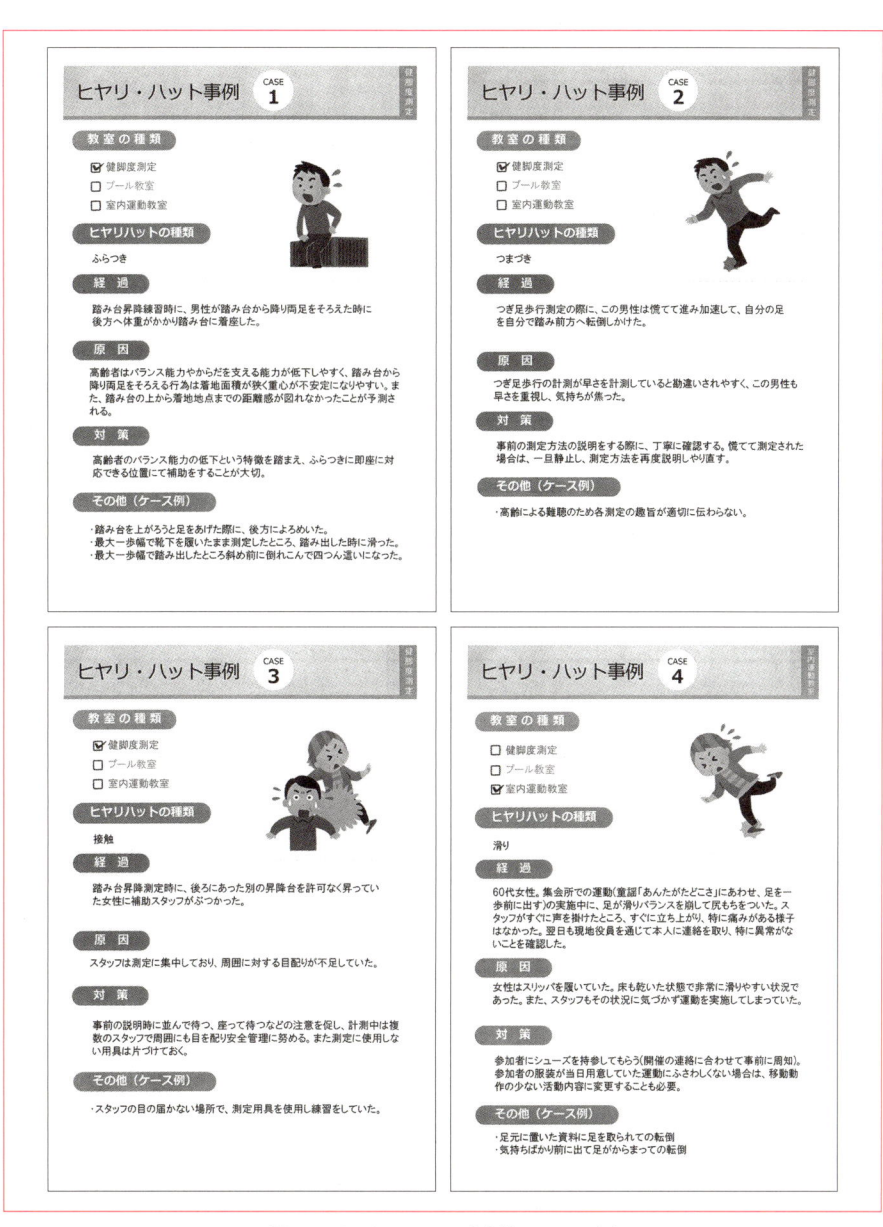

図　ヒヤリ・ハット事例シートの例

文　　献

1) 厚生労働省：これからの介護予防（http://www.mhlw.go.jp/file/06-Seisakujouhou-12300000-Roukenkyoku/0000075982.pdf）［2015.12.20参照］

2) 財団法人健康・体力づくり事業財団：高齢者のQOLを支える介護予防事業実態調査 平成21年度老人保健事業推進費等補助金［概要版］. 2010（http://www.health-net.or.jp/tyousa/houkoku/pdf/h21_qol.pdf）［2015.12.20参照］

3) 株式会社日本総合研究所：平成26年度老人保健事業推進費等補助金 老人保健健康増進等事業 地域の実情に応じた効果的・効率的な介護予防・生活支援の取組事例の収集・分析に関する調査研究事業報告書. 2015（https://www.jri.co.jp/MediaLibrary/file/pdf/company/release/2015/150414/150414.pdf）［2015.12.20参照］

4) 厚生労働省：地域の実情に応じた効果的・効率的な介護予防の取組事例（http://www.mhlw.go.jp/topics/kaigo/yobou/torikumi_02.html）［2015.12.20参照］

2 転倒予防川柳
1) 日本転倒予防学会の転倒予防川柳

日本転倒予防学会 事務局　**甲斐 美和子**
同　**髙橋 いずみ**

　日本転倒予防学会では、毎年2〜6月に「転倒予防川柳」の公募を行い、優秀な句を選考し、その年の秋に、機関誌『日本転倒予防学会誌』や学会ホームページで発表している。

　2011年、前身団体である「転倒予防医学研究会」時代に開始した活動である。募集の告知は会のホームページが中心であったが、「日本転倒予防学会」が発足した2014年には、新聞や雑誌等で取り上げられ、公募関連雑誌の掲載も始まり、応募数が増加した。

　2016年秋には、過去の受賞作品を始めとする作品を集め、1句1句に解説をつけた書籍（論創社）を発行する予定である。**表**はこれまでの「転倒予防川柳」入選作品である。

表　これまでの転倒予防川柳入選作品

募集団体	年度	応募数		作品　（作者）	
転倒予防医学研究会	2011	94句	大賞	口先の　元気に　足が追いつかず	（埼玉県　掛川 二葉）
			佳作	敏捷の　記憶が　足をもつれさせ	（愛知県　八木　航）
			佳作	意地を捨て　転ばぬ先の　杖を持つ	（東京都　酒井 具視）
			佳作	外出は　余裕を持って　杖持って	（奈良県　脇本 啓子）
	2012	601句	大賞	コケるのは　ギャグだけにして　お父さん	（兵庫県　奥田 明美）
			佳作	ばあさんや　用心に手を　つなごうか	（神奈川県　福島 敏朗）
			佳作	足からの　老化気付かぬ　口達者	（東京都　信原 聡）
			佳作	杖持とう　説得までに　骨が折れ	（兵庫県　あまの雀）
			佳作	つまづきは　老化知らせる　SOS	（大阪府　吉川 恭子）
	2013	331句	大賞	あがらない　年金こづかい　つま先が	（静岡県　石川 芳裕）
			佳作	転ばずに　笑い転げて　老いの坂	（神奈川県　福島 敏朗）
			佳作	頬を染め　よろめくからと　手をつなぎ	（東京都　三田村 美枝子）
日本転倒予防学会	2014	1,734句	大賞	つまづいた　むかしは恋で　いま段差	（長崎県　福島 洋子）
			佳作	母の日に　息子が杖を　そっと出し	（東京都　和智 貞子）
			佳作	携帯の　ながらでこけて　怪我メール	（北海道　鎌田　誠）
			佳作	鴨居みて　敷居忘れて　転(こ)けかけて	（徳島県　北内 康文）
			佳作	孫なつき　足がふらつき　つえをつき	（東京都　飯田 輝貴）
	2015	1,897句	大賞	滑り止め　つけておきたい　口と足	（東京都　佐川 晶子）
			佳作	壁ドンの　つもりつまずき　床にドン	（東京都　赤羽 慶正）
			佳作	転んでも　只では　起きず　一句読み	（千葉県　松田 まさる）
			佳作	消えていく　足の感覚　妻の愛	（埼玉県　拝生 眞佑）

2 転倒予防川柳

2) 東名古屋病院チーム1010-4の取り組み
～川柳で 転倒予防の 策伝え～

国立病院機構 東名古屋病院 神経内科　饗場 郁子
同　看護部　村井 敦子
同　看護部　竹内 彩桂

 川柳の募集・掲示により転倒が減少！

東名古屋病院では2011年から院内で転倒予防川柳を募集し、転倒予防に活かしている。川柳のアイディアは、チーム1010-4のミーティングの中で生まれた。サラリーマン川柳や交通事故啓発のポスター等、世の中のアイディアを参考に、転倒予防対策のエッセンスを効率よく伝える方法を考えるなかで出されたアイディアである。患者・家族も主体的に転倒予防にかかわれるようにと、医療者のみでなく、患者・家族からも川柳を募集した。

初年度は院内のQC活動として取り組んだ。転倒予防川柳の募集・掲示で果たして転倒が減るのかどうか？　川柳を募集し掲示した病棟と、募集・掲示をしなかった病棟で、転倒の発生率の変化を比べると、川柳を募集し掲示した病棟では有意に転倒が減少していた[1]。

 賞と掲示方法の進化

転倒予防川柳の募集・掲示は転倒予防に有効であることがわかり、2012年以後も毎年1～3月に川柳を募集している。ただ募集するだけでなく、2012年より院長賞、看護部長賞、事務部長賞、医療安全管理係長賞、チーム1010-4賞等を設けて様々な職種に句を選んでもらい、外来の展示コーナーで1ヵ月間受賞句の展示を行っている。展示を行うことで、スタッフや患者・家族の関心を高めることができると考えている。また、川柳の掲示方法も進化させ、初年度はポスター形式のみであったが、2012年は日めくりカレンダー（4

章の4 参照）とし、さらに2013年からはめくり忘れを防ぐために20秒ごとに切り替わる電子ポスターでも掲示を行っている。

 院内から院外へ

2014年からは院外へ発信するため、チーム1010-4のホームページ作成を契機に、「今日の一句」として情報発信を行うと共に、メールマガジンで川柳の配信を始めた。またfacebookページでも毎日「今日の一句」を更新している。2015年1月には一般の方に役立てていただくため、PHP研究所から『転ばぬ先のこの一句「転倒防止」日めくり』を発売した（4章の4 参照）。また、2015年からはホームページやfacebookを通じ、広く院外からも川柳を募集している。

 川柳をどう活用するか？

川柳の活用方法（表）として、「掲示する」方法以外に、「音読する」、「外泊届けに貼る」[2] 等多様な方法がある（図1）。活用しやすい方法を選択して、転倒予防に活かしていただければ幸いである。

表　転倒予防川柳の活用方法

1	句を印刷して病棟、施設、家庭の注意してほしい場所に貼り出す
2	日めくりカレンダーを利用する（4章の4参照）
3	今日の一句を音読する（スタッフ・患者）
4	句をシールとして患者の外泊届けに貼り、外泊中の転倒予防に活かす

2011 〜 2015年の5年間に全部で659句の応募があった。その中から一部を紹介する（図2〜5）。

文　献

1）饗場郁子, 城所智子, 村井敦子, 他：図説「転倒予防」シリーズ No.9 自作川柳による転倒予防啓発活動 —川柳で 転倒予防の 策つたえ！—. 医療 **69**：448-453, 2015

2）山之内香帆, 村井敦子, 細井夏実, 他：図説「転倒予防」シリーズ No.10 外泊患者に対する転倒予防. 医療 **69**：493-496, 2015

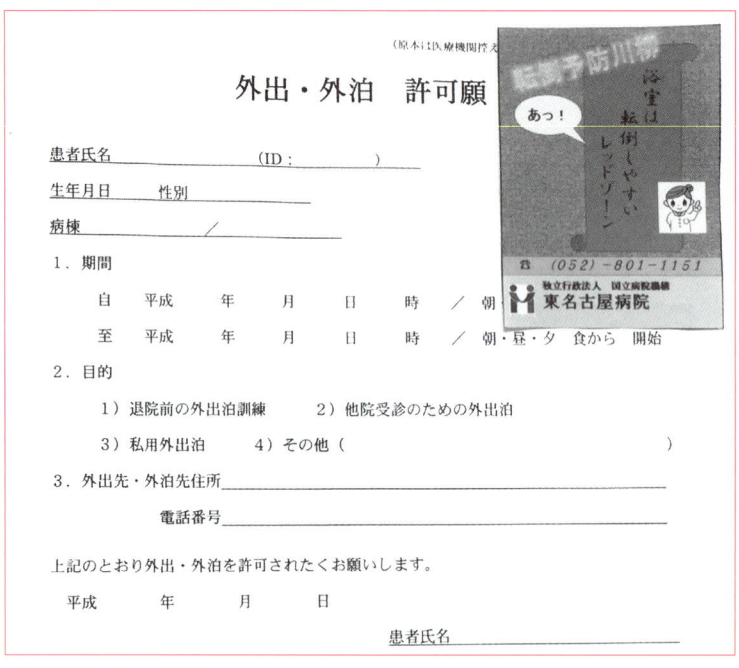

図1　転倒予防川柳を外泊届けに貼り、活用した事例

転倒しやすい患者が外泊時に自宅で入浴するため、外泊届に入浴時の転倒に注意を促す川柳を添付した。帰院後患者より「川柳を見て、入浴中転ばないように気をつけた」と報告があった。外泊中に気を付けてほしい句を数句選び、シールを作成し活用している。

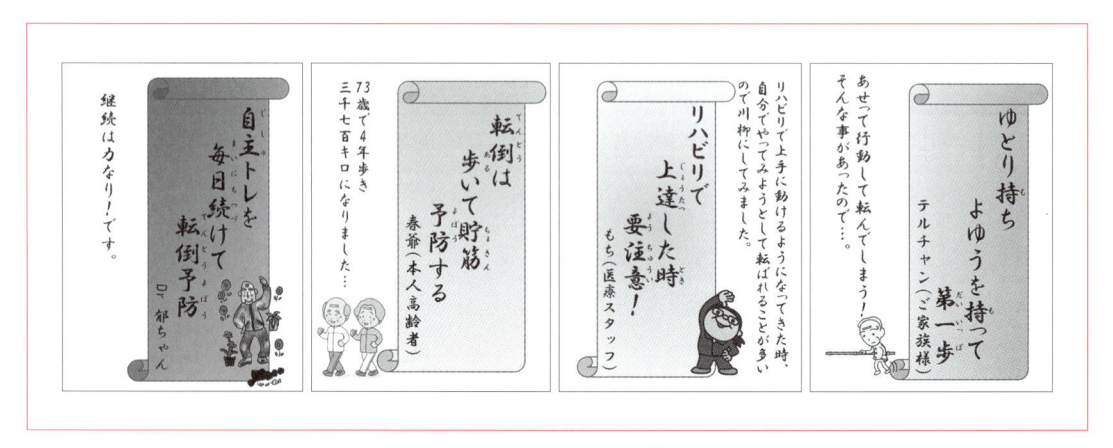

図2　運動に関する川柳

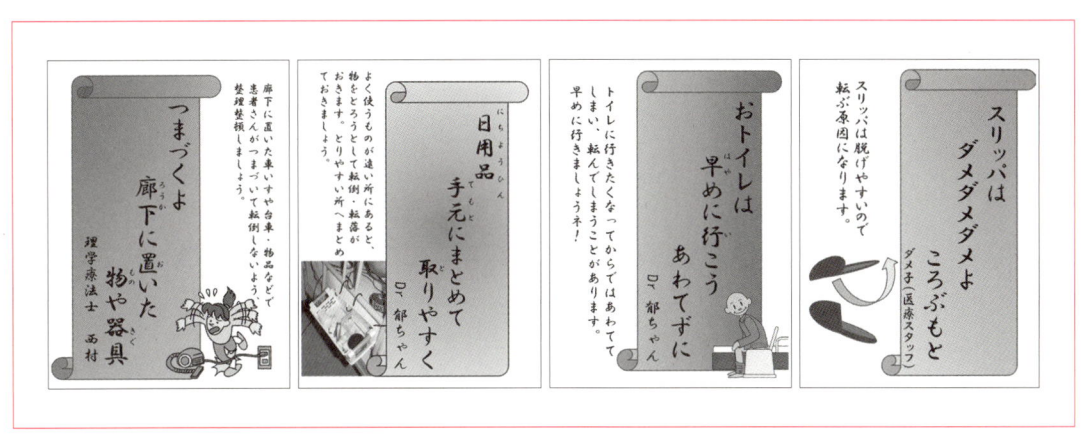

図3　日常生活に関する川柳

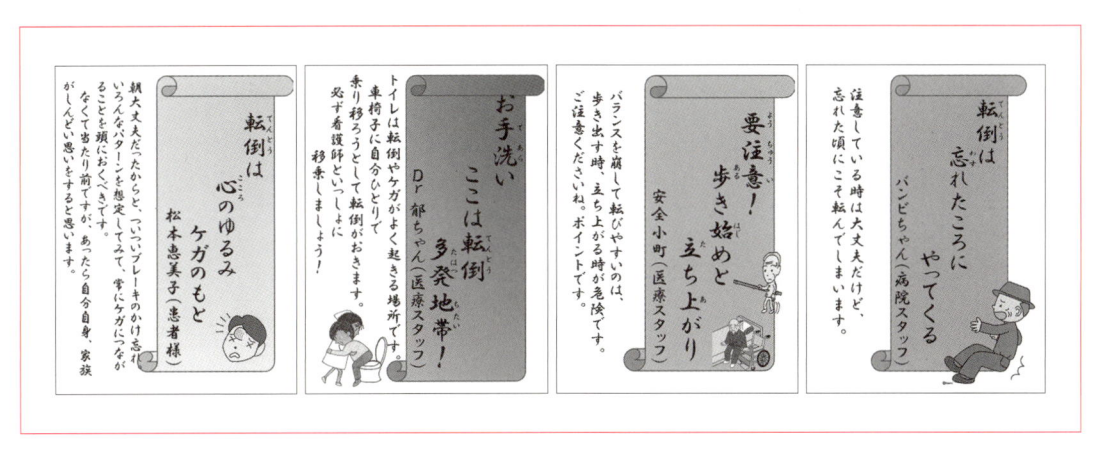

図4　転倒に対する注意喚起の川柳

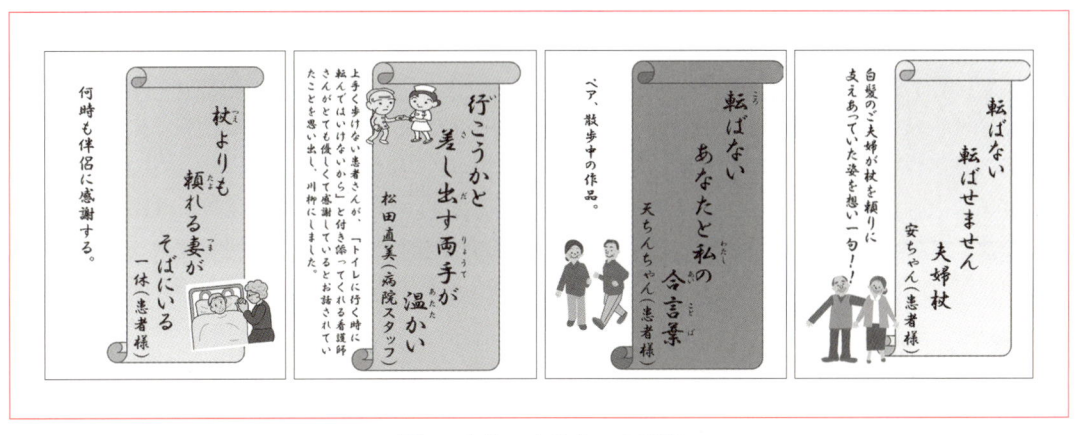

図5　家族・支えあいの川柳

3 再骨折予防手帳

新潟リハビリテーション病院 整形外科　**山本 智章**

大腿骨近位部骨折患者において反対側の骨折予防のためには、骨折後の骨粗鬆症治療と転倒予防が重要である[1]。新潟リハビリテーション病院（以下、当院）では、二次骨折予防サポートチームのツールとして再骨折予防手帳を開発し、臨床現場で使用している。再骨折予防手帳は大腿骨近位部骨折患者における二次骨折予防を目的にした内容が記載され、各メディカルスタッフがそれぞれの専門的立場から本手帳を利用して骨粗鬆症リエゾンサービス（OLS）を実現している。ここでは再骨折予防手帳を用いた包括的チームアプローチを紹介する。

1 二次骨折予防サポートチームの設立

第一段階は、病院内に骨粗鬆症マネージャーを中心にした多職種から構成される二次骨折予防サポートチームを立ち上げることから始めた。骨粗鬆症について病院内のスタッフに向けて教育、啓発を行い、二次骨折予防の意義とチームの活動について病院管理職の理解や院内のコンセンサスを得ることが重要である。日常診療では各専門職間の連携が常に行われることによって安全で質の高い医療が提供されるが、本チームは大腿骨近位部骨折患者の対側骨折予防が目的として明確に示されており、二次骨折予防をゴールとして多職種間の連携したアプローチが行われた。

2 整形外科医のリーダーシップ

大腿骨近位部骨折治療は整形外科医による骨折治療がスタートとなる。周術期の管理、手術治療と共に骨粗鬆症の評価および治療が必要であることを医師自ら認識し、チーム医療のためのリーダーシップが求められる[2]。また院外の医療機関との連携も不可欠であることから地域連携パスや退院支援等、医療連携の制度を利用する[3]。大腿骨近位部骨折の治療は急性期から回復期まで複数の病院間で連携される場合と1つの医療機関で完結する場合等、地域性や病院機能によって経過が異なる。いずれの場合においてもできうる限り本骨折を骨粗鬆症治療開始の機会にすべきであり、維持期の医療機関へのバトンタッチとその後の継続性を意識して二次骨折予防のシステムを構築する[4]。

3 チーム共有ツール：再骨折予防手帳

二次骨折予防の意義や目的を患者・家族に明確に伝えること、現場で各職種が具体的なかかわりや活動を記録することを想定して作製したツールが当院で開発した「再骨折予防手帳」である[5]（図1）。本手帳は大腿骨近位部骨折患者における対側骨折予防への包括的取り組みを行うために活用され、骨折が繰り返し起きることを患者へ啓発すること、骨粗鬆症診療の記録を記載できること、多職種による明確なかかわりができることが特徴である。全40ページからなり、患者背景から現状の把握、薬剤、栄養、運動、退院後の生活指導まで記載し、骨折後3年間の追跡を原則にした。本手帳を活用することで、各スタッフの役割が明確になり、患者および家族への教育や指導がスムーズに実施できる（図2）。当院では活用マニュアルも作成されており、各病院の体制や入院状況に応じた活用方法をチーム内で検討することが必要である。

JCOPY 88002-767

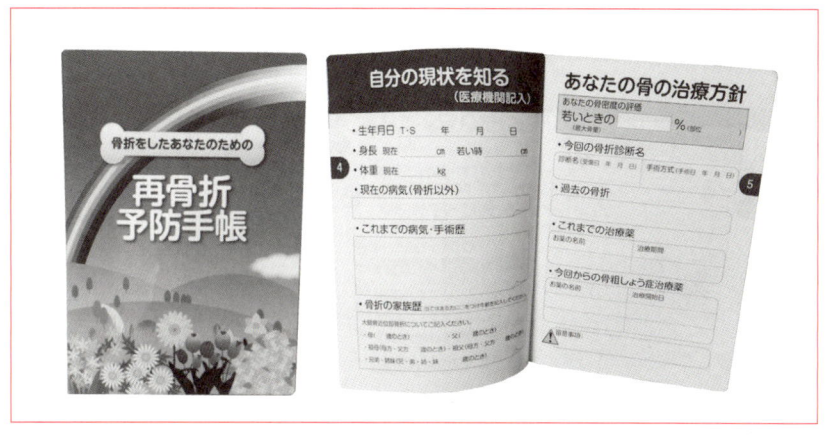

図1　再骨折予防手帳

骨折患者が入院すると、基本調査票といった、患者情報が届く。そこで、骨折リスクを評価する。
40ページにわたる手帳は、術式や骨密度や検査値が記入される。

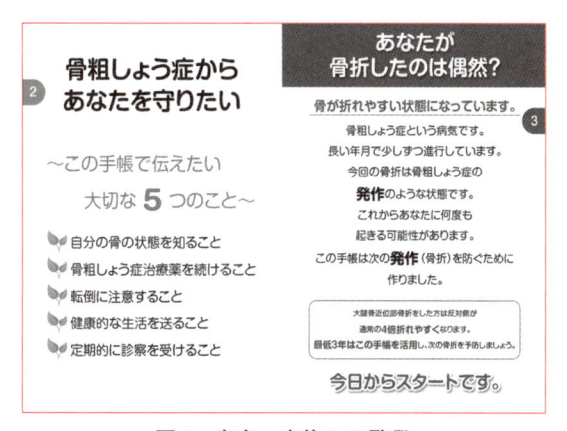

図2　患者・家族への啓発

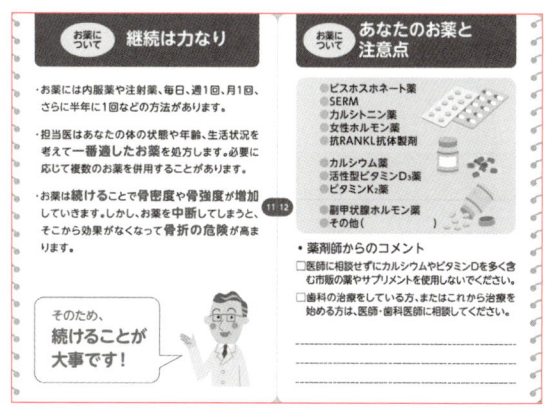

図3　薬剤師からのメッセージ

（4）具体的な活動

❶ 薬剤師

　薬剤師は全体的な薬剤の管理と共に骨粗鬆症に関する薬剤選択や変更のアドバイスを行い、再骨折予防手帳を利用して患者への骨粗鬆症治療の詳細な服薬指導を行う（図3）。過去の治療歴や骨折状況、検査所見、患者家族背景等の情報に基づいて、退院後の継続性を考えて医師に対して具体的な薬剤の提案ができるよう心掛ける。

❷ 栄養士

　大腿骨近位部骨折患者は虚弱状態や低栄養状態に陥りやすく、医師からの情報と血液検査結果か

ら、入院中の栄養管理計画を立て、定期的に情報共有と栄養改善のための提案を行う。退院時には再骨折予防手帳を基に患者および家族に対し、食事指導を行う（図4）。

❸ 理学療法士

　患者の運動機能の現状とリスク、目標設定について各職種に情報提供をすると共に移動能力のゴールに向けてリハビリテーションを実施する。特に退院後の転倒予防と運動機能維持を重要視して、再骨折予防手帳に記載されている運動を教育し、退院後の通所リハビリテーションや自宅での自主運動へスムーズに移行できるように配慮する（図5）。

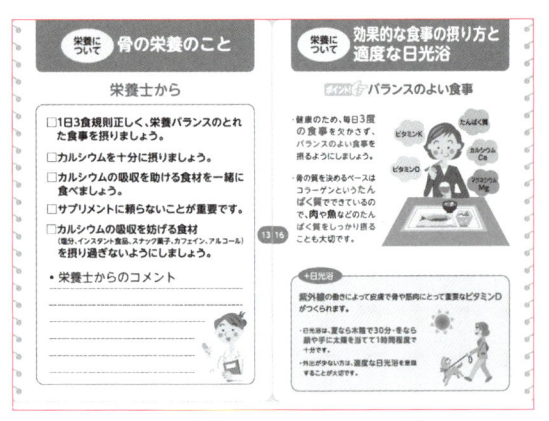

図4 栄養士からのメッセージ

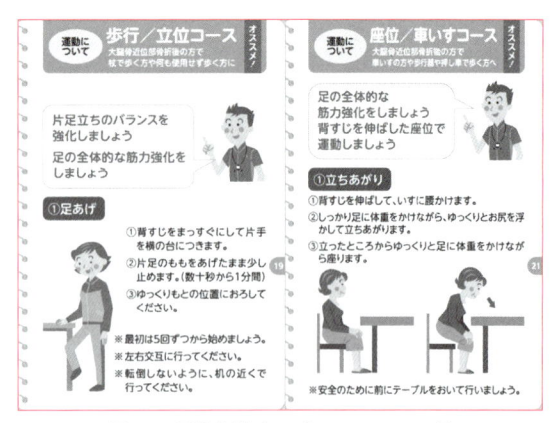

図5 理学療法士からのメッセージ

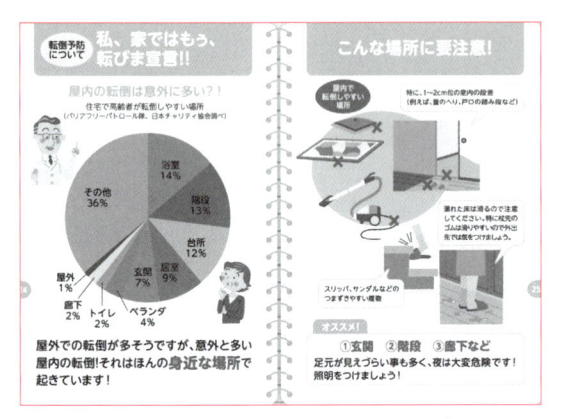

図6 作業療法士からのメッセージ

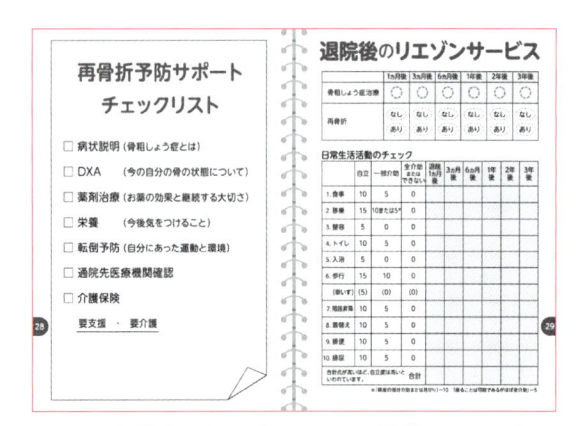

図7 骨粗鬆症マネージャーによる最終チェックと
退院後リエゾンサービス

❹ 作業療法士

早期離床のための基本動作訓練を実施し、在宅に向けて転倒予防を視野に入れた生活活動範囲の設定と住環境整備を実施する。再骨折予防手帳を活用し、転倒予防の観点から環境面への対応を患者・家族へ説明し、手帳へ注意点を記載し生活（維持）期との連携に役立てる（図6）。

❺ 骨粗鬆症マネージャー（看護師）

病院における骨粗鬆症マネージャーは、院内での多職種間のマネージメント、患者家族とのマネージメント、院外に向けた連携のマネージメント等、活動は多方面で求められることから、看護師が望ましいと考える。再骨折予防手帳の最終ページにあるチェックリスト（図7）によってす

べての項目が実施されていることを確認する。退院後はマネージャーからの電話での追跡によって薬剤治療の継続、転倒、骨折の有無、その他健康状態について聞き取りを行う。

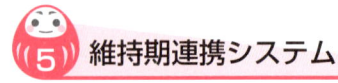 ❺ 維持期連携システム

大腿骨近位部骨折患者が入院治療を終了して維持期へ移行する際に医療機関や老人保険施設や介護サービス事業所との連携が重要となる。

わかりやすい情報提供として再骨折予防手帳が果たす役割は大きい。当院では、再骨折予防手帳を導入後1年が経過して術後1年での骨粗鬆症治療率は75％を超えており二次予防への効果が期待される。

まとめ

わが国は世界一の超高齢社会の進行と高齢者骨折の増加に直面しているが、骨折予防の取り組みは遅れをとっている。世界における骨粗鬆症の最大のターゲットは大腿骨近位部骨折患者への骨粗鬆症治療と転倒予防の介入による二次骨折予防の徹底である[6]。

そのためには多職種協働でのアプローチが不可欠であることから、われわれの開発した再骨折予防手帳は有効なツールとなっている。

文 献

1) Eisman JA, Bogoch ER, Dell R, et al. ; ASBMR Task Force on Secondary Fracture Prevention : Making the first fracture the last fracture: ASBMR task force report on secondary fracture prevention. J Bone Miner Res **10** : 2039-2046, 2012.

2) 宮腰尚久, 山本智章, 萩野 浩, 他：大腿骨頚部（近位部）骨折地域連携クリティカルパスの実態に関する全国調査. 日整会誌 **86** : 913-920, 2012

3) 高橋栄明：多職種協働による大腿骨近位部骨折の二次骨折予防・治療と生活支援. Osteoporosis Japan **22** : 213-249, 2014

4) 山本智章：地域における骨粗鬆症の医療連携の実例. 骨粗鬆症治療 **13** : 186-190, 2014

5) 山本智章, 星野美和：リハビリテーション担当病院における「再骨折予防手帳」を利用した二次骨折予防. 遠藤直人 編：大腿骨近位部骨折ゼロを目指す治療・予防戦略〜多職種連携による取り組み. 医薬ジャーナル社, 東京, p76-84, 2015

6) Miller AN, Lake AF, Emory CL : Establishing a fracture liaison service: an orthopaedic approach. J Bone Joint Surg Am **97** (8) : 675-681, 2015

4 転倒予防川柳日めくり

国立病院機構 東名古屋病院 看護部　**村井 敦子**

同 神経内科　**饗場 郁子**

　東名古屋病院では2011年より毎年、患者・家族・医療スタッフ等から転倒予防にまつわる川柳を募集し、転倒予防啓発活動に取り組んできた。これまでに多数の自作転倒予防川柳が集まった。「転倒して受傷しないように毎日気をつけて欲しい」という思いから転倒予防川柳を冊子・ポスターからカレンダーへ進化させ転倒予防日めくりカレンダーを作成した（図1 ～ 3）。病棟、外来待合室、リハビリテーション訓練室等に配布して患者・医療スタッフが一丸となって日々、転倒予防を心がけている。

　また、一般の方にも使っていただけるように、PHP研究所から『転ばぬ先のこの一句「転倒防止」日めくり』も発売することができた（図4）。ぜひ、転倒予防にご活用いただきたい。

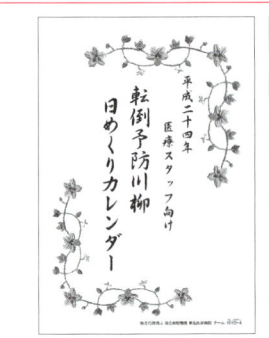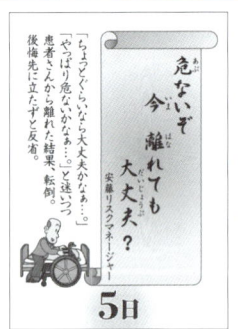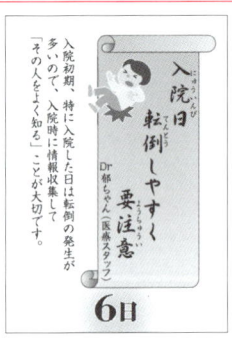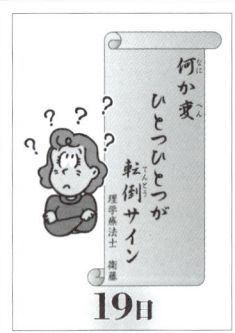

図1　転倒予防日めくりカレンダー（医療スタッフ向け）

『転倒予防日めくりカレンダー（医療スタッフ向け）』独立行政法人国立病院機構 東名古屋病院.
ダウンロード先：http://www.tomei-nho.jp/prevent/1010-4/

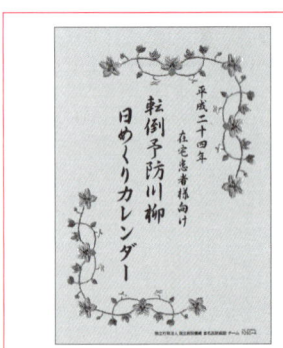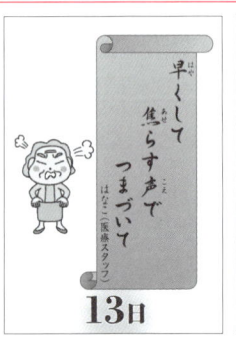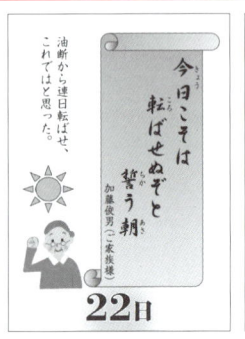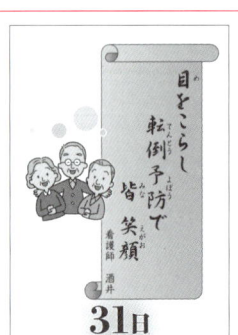

図2　転倒予防日めくりカレンダー（在宅患者向け）

『転倒予防日めくりカレンダー（在宅患者様向け）』独立行政法人国立病院機構 東名古屋病院.
ダウンロード先：http://www.tomei-nho.jp/prevent/1010-4/

JCOPY 88002-767

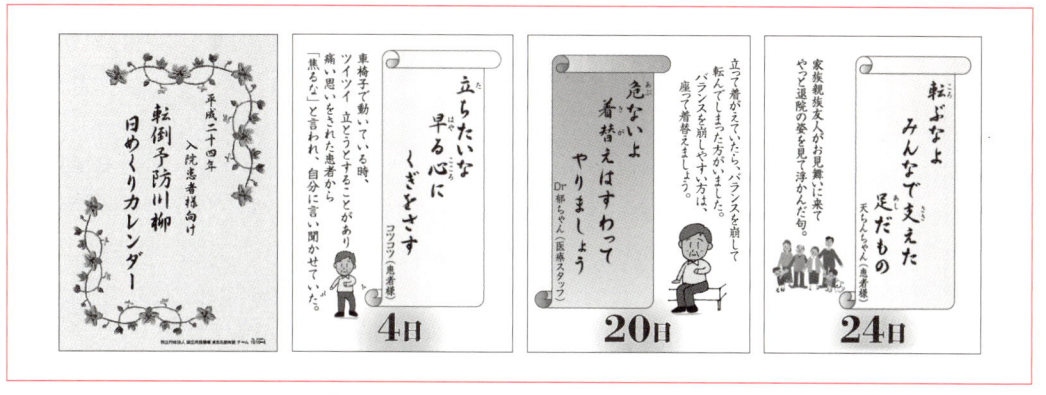

図3　転倒予防日めくりカレンダー（入院患者向け）

『転倒予防日めくりカレンダー（入院患者様向け）』独立行政法人国立病院機構 東名古屋病院.
ダウンロード先：http://www.tomei-nho.jp/prevent/1010-4/

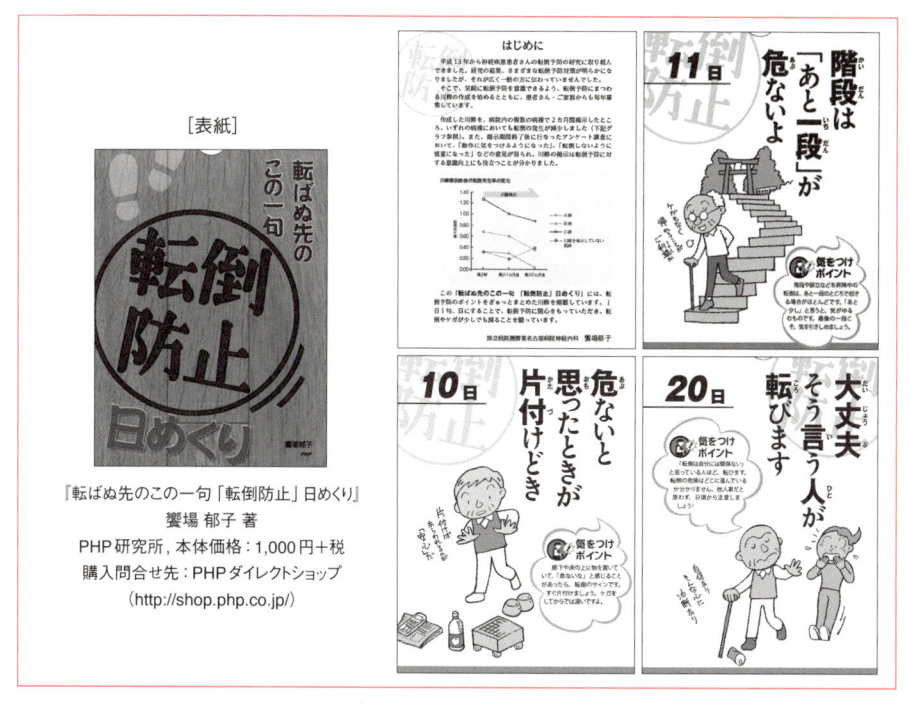

図4　転ばぬ先のこの一句「転倒防止」日めくり

5 転倒予防カルタ

日本転倒予防学会 事務局　**甲斐 美和子**
同　**髙橋 いずみ**

　転倒予防医学研究会（現日本転倒予防学会）では、転倒の危険性を認識し、転ばないための知恵や工夫を学び、その知識が多くの人に広がるよう願い、2008年に「転倒予防カルタ」を制作した。毎日新聞社の後援のもと、全国公募したところ、1,272もの読み句が集まった。その中から選び出した句に、新たな句も加えていろは48の読み句を決定し、エーザイ株式会社の協賛を得て、教育資材として無償で全国に提供した（**表1**）。

　また、著名人3名から「転倒予防カルタ」への推薦の言葉をいただいている（**表2**）。

　2012年からは、読み句一つひとつに解説をつけた、塗り絵のできる『転倒予防いろはかるた』（日本看護協会出版会）として、販売している（**図**）。

表2　著名人からの推薦の言葉

● 「うっかりしていたり　すっかり忘れていたり　注意・用心を思い出す　一日一度のカルタ取り」
　　　　　　　　　水谷 八重子 氏（女優、歌手、エッセイスト、日本転倒予防学会名誉会員）

● 「転倒で三回骨折　手も動かせないのに推薦文だって……」
　　　　　　　　　故　永 六輔 氏（放送タレント、日本転倒予防学会名誉会員）

● 「何事も楽しく遊びながら 覚えると 身につくもの　薀蓄の深い言葉を噛みしめて 転倒予防を！」
　　　　　　　　　阿木 燿子 氏（作詞家）

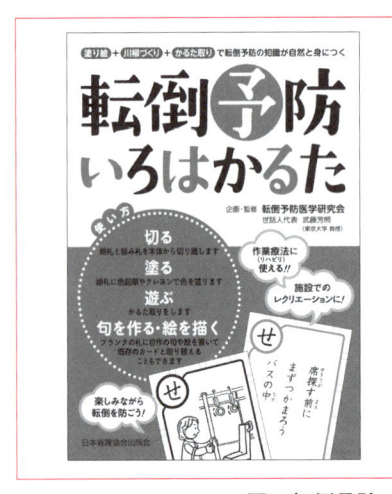

『転倒予防いろはかるた』
企画・監修 転倒予防医学研究会
武藤芳照（世話人代表）
株式会社日本看護協会出版会
2012年10月10日発行 50枚・16頁
本体価格 2,000円＋税

図　転倒予防いろはかるた

表1　転倒予防カルタ読み句

かな	読み句
	寝たきりを招く骨折　転んで起きる　転ばぬ先の杖と知恵
い	命の水を大切に
ろ	廊下にも　足下（あしもと）照らす電気点（つ）け
は	はき物は　足の形とサイズに合わせ
に	日光はビタミンDの製造器　骨は丈夫に　筋肉しっかり
ほ	ほらあるよ　そこに段差が　気をつけて
へ	部屋の中　すっきり片付け　つまずき予防
と	とんとんと　降りる階段　油断せず
ち	近くても　つっかけはかず　靴はいて
り	両手にハナより片手に杖を
ぬ	濡れ落ち葉　妻の散歩におつきあい
る	留守居役（るすいやく）　電話がなってもあわてずに
を	「をや」という　名選手でさえ老化で転倒　「いわんや」私は用心用心
わ	和式の生活見直そう　気づかぬうちに　バランス訓練
か	片足立ちを意識する
よ	夜トイレ　ゆっくりあせらず　落ち着いて
た	畳でも　すべる　つまずく　危険がひそむ
れ	レンコンのようにならない骨づくり
そ	掃除機も　からだづくりの健康法　ゴミ出し　おつかい　ふとん上げ
つ	使ってないとさびてくる　さびたらなかなか　うごかない
ね	ねんねんころり（NNK）にならないために　転倒防いでピンピンコロリ（PPK）
な	何もないバリアフリーの落とし穴　使わぬ足腰　衰え転倒
ら	楽をして　からだの弱り　進めまい
む	無理なく楽しく30年
う	ウォーキング　手をあげ　顔あげ　脚あげて
ゐ	ゐ（いい）骨を　つくるためには　ビタミンK
の	脳トレに　足腰使って一石二鳥
お	お風呂場は　すべるところの代名詞　注意ひとつでよい加減
く	クスリには　効果もあればリスクあり　数が増えれば　要注意
や	やわらかな筋肉・関節づくりに　ストレッチ
ま	マンホール　フタが濡れるとすべるもと　雨の日には　ゆっくりと
け	健脚度®　転ばぬ先の　自己チェック　歩く　またぐ　昇って降りる
ふ	ふとんでも　つまずく人って　多いのよ
こ	転んでも起きればいいや
え	エコなれど　階段灯は番外さ
て	転倒はからだの衰えのサインなり
あ	足の先大事にしよう　爪も見て
さ	歳々年々　人同じからず
き	きれいな人見とれてないで　前見てね
ゆ	ゆるゆるスリッパ危険度アップ
め	めくれている　敷物あぶない　転ぶもと
み	見た目より　段差は高いぞ　足上げよう
し	四季感じ　歩く楽しみ　目に耳に
ゑ	笑顔こそ　転ばぬ先の杖なりき
ひ	膝と腰　しっかり伸ばせば転ばぬ姿勢
も	もう遅い　いやこれからだ　転ばぬ体操
せ	席探す前に　まずつかまろう　バスの中
す	すぐ拭こう　床の水濡れ　大きなリスク
ん	ん、ん、と、　足指（あしゆび）踏ん張り　大地を歩く

6 日本転倒予防学会推奨品

日本転倒予防学会 事務局 **甲斐 美和子**
同 **髙橋 いずみ**

日本転倒予防学会では、転倒の予防や転倒による障害を防ぐことに寄与する製品やサービスを、「推奨品」として認定する制度を設けている。2016年4月現在、9企業13製品が推奨品として認定されている。

推奨品認定の手続きとしては、カタログ、転倒の予防や転倒による障害を防ぐことに資するという科学的根拠を示す関連資料、ならびに製品の見本を提出する他、毎年10月開催の「日本転倒予防学会 学術集会」に出展することが求められる。展示会場では、事業委員会より選ばれた審査員が、役員・評議員や参加者に紛れ、身分を隠して、製品を審査する。合わせて、審査員は、別途提出された製品の見本や書類を、総合的かつ専門的に審査し、レポートを事業委員会に提出する。提出された審査レポートをもとに、事業委員会が採否を決定する。採用された場合は、学会と申請企業（団体）の間で、所定の手続きを行い、製品が推奨品として認定される（以上の手続き方法は、2016年3月より運用）。

認定により、「日本転倒予防学会 推奨品」として、広報活動・販売を行うことができ、さらに、「日本転倒予防学会 推奨品マーク」を使用することができる他、学会のホームページや機関誌にも掲載される等の特典が得られる。認定は、年度更新の形をとっている（詳細は学会ホームページを参照）。

日本転倒予防学会 推奨品一覧	以下の推奨品（2016年4月時点）は、転倒や転倒による外傷を100％予防するものではない。使用することにより、転倒を意識し、予防への日々の努力につなげることが重要である。また、各商品に記載されている日付は、推奨品登録の開始日である。

花王株式会社／花王プロフェッショナル・サービス株式会社

●リリーフパンツタイプ（大人用紙おむつ）

要支援・要介護の状態で立って歩くことができる高齢者の排泄ケアのため、パンツオムツを使うことが一般的だが、トイレ等での上げ下ろしの際に、身体がふらつき、転倒しやすくなる。転倒予防のためには、はきやすく、脱ぎやすく、ふらつきにくいことが重要である。花王独自の研究により、ウエスト部の最適な伸びを科学的に分析して、少ない力でも楽に伸び、するっとはけてふらつきにくくなっている。また、高齢者の体型に合せて型紙から作っているので、すっきりフィットして動きやすい。

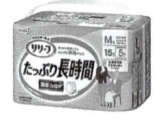

たっぷり長時間（5回分吸収）
2008年4月1日〜
長時間交換できない方に。たっぷり吸収するので長時間安心。「股下フィット吸収体」が股からのモレを防ぐ。

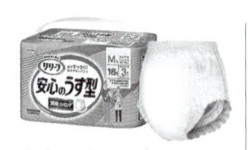

安心のうす型（3回分吸収）
2009年4月1日〜
トイレより紙パンツにすることが多い方に。すっきりとしたうす型だが、しっかり吸収する。「股下フィット吸収体」が股からのモレを防ぐ。

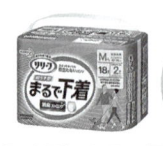

超うす型 まるで下着（2回分吸収）
2015年4月1日〜
いつもはトイレでするが、時々間に合わない方に。木綿のようなやわらかさの「超うす伸縮素材」を採用。生地自体が伸び縮みするので、下着のはき心地で、ズボンの上からも目立ちにくい。グッドデザイン賞受賞。

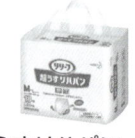

超うすリハパン（2回分吸収）
2016年4月1日〜
花王プロフェッショナル・サービス株式会社より発売されている。「安心のうす型」を、病院や介護福祉施設向けに販売している。

テルモ株式会社

●テルモ転倒予防くつ下 アップウォーク®

`2012年2月1日～`

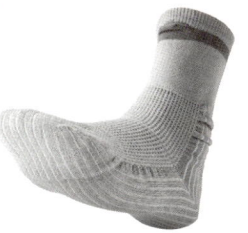

　すり足で歩くクセのある人は、つま先でつまずいて転びやすい。特に高齢者では、すり足でチョコチョコ歩くために、つまずいて転び、大けがをしやすい。特殊な編み方のこのくつ下で、つま先が引き上げられる。つま先が引き上げられる感覚を契機に、日々のつま先アップや、歩く、またぐ、昇って降りる等の動作をしっかり行う意識を養うことが重要である。

●テルモ ヒッププロテクター マモリーナ®

`2012年11月1日～`

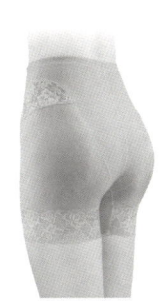

　高齢者の転倒・骨折で最も大きな問題は、側方に転んで起こる大腿骨近位部骨折である。入院・手術が必要となり治療期間も長く、寝たきり、要介護の主な原因の一つとなる。ヒッププロテクターの着用で、万が一転んでも、股関節の衝撃力を緩和できる。効果があるのは明白だが、「面倒」「違和感」「おしゃれでない」等と普及には課題があったが、企業努力により、解消されてきた。パッドは、スチレン系エラストマーの樹脂発泡体。

株式会社カネカ

●カネカ ヒッププロテクター （パッド付きインナーウェア）

`2013年6月1日～`

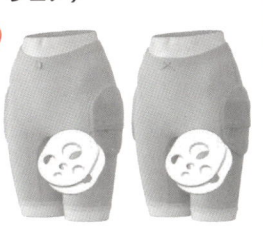

　大腿骨近位部骨折の介入に対して費用効果が高いのは、転んだ時に股関節に伝わる衝撃力を緩和させる衝撃吸収マットやヒッププロテクターだといわれている。ヒッププロテクターは着用によりすぐ効果が得られるが、着用感の悪さ等が普及を妨げていた。近年の企業努力により、多くの種類のヒッププロテクターが開発されている。パッドには、衝撃吸収性に優れたイソブチレン系熱可塑性エラストマー「SIBSTAR（シブスター）®」が用いられており、厚みは約6mm。

株式会社ノダ

●衝撃吸収フロア ネクシオ

`2013年2月1日～`

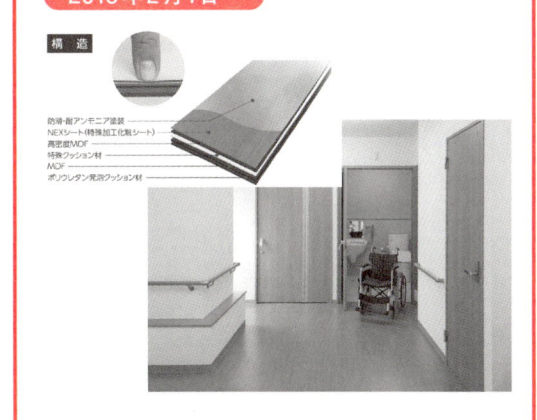

　この床は、表面に防滑処理を施し、滑りにくくなっている。また、独自の特殊クッション層の緩衝効果により、適度な衝撃吸収性があるので、万が一転んでしまった場合にも、身体への衝撃を軽減できる。

ネスレ日本株式会社　ネスレ ヘルスサイエンス カンパニー

●リソース® ペムパルアクティブ®　`2013年4月1日～`

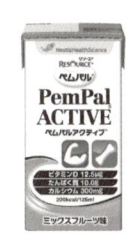
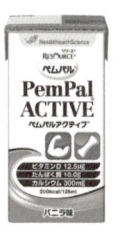

　転倒の内的要因の一つである筋力の衰えを予防するには、日々の適度な運動と、筋肉によいバランスのとれた食事が必要である。きちんと食事・栄養がとれない一人暮らしの高齢者や、介護福祉施設入所者向けの、栄養補助食品である。ビタミンD、カルシウムが豊富に配合されている。

株式会社日本シューター

●転倒危険度評価 システム Step+

2016年4月1日〜

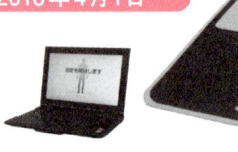

　体を動かしながら、同時に頭の体操を行う「デュアルタスク」を取り入れ、運動機能の測定を行い、転倒危険度を評価するシステムである。評価レポートをその場で出力できる。被測定者向けとは別に、医療従事者向けに詳細測定データを出力する機能も搭載されている。

株式会社イノアックコーポレーション

●ロコモマット

2016年4月1日〜

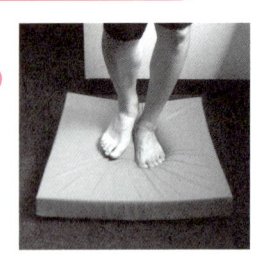

　屋内で簡便に足踏みができ、筋力とバランス能力を鍛えることができる。より効果的な転倒予防のためには、運動を継続することが重要である。マットの独特の柔らかさがバランス能力を鍛えるのに効果的である一方、転倒リスクの高い方はより転倒しやすくなるので、手すり等につかまって行うことがすすめられる。

徳武産業株式会社

●ケアシューズあゆみ　早快マジック

2016年4月1日〜

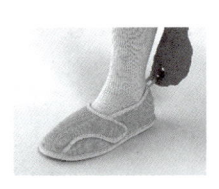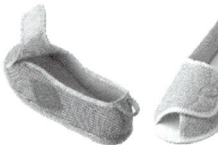

レギュラー　　　オープン

　入院時に使う院内スリッパに代わる履き物で、マジックテープで着脱が簡単である。かかとがついて足にフィットし、脱げにくく、一般のスリッパと比較すれば、転倒予防に有効である。また、グリップがしっかりした底であり、滑りやすい床には有効であるが、逆に滑りにくい床に対しては、つまづかないよう、注意が必要となる。

パナソニック株式会社

●ひざトレーナー EU-JLM50

2016年4月1日〜

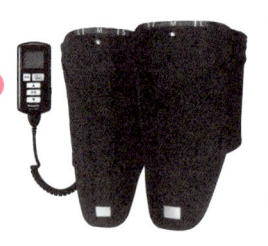

　運動時に動作を妨げる拮抗筋を電気刺激して得られる筋収縮を運動抵抗とするトレーニング機器である。大腿四頭筋およびハムストリングスを中心に、歩きながら、膝周りの筋肉を効率的に鍛えることが可能で、高齢者にも有効であることが確認された。装着には、店頭等で、実際に販売者（トレーナー）からのフィッティングを受ける。

転倒予防に関するお役立ちホームページ

● 日本転倒予防学会
http://www.tentouyobou.jp

● 東名古屋病院 チーム1010-4の部屋
http://www.tomei-nho.jp/prevent/1010-4/

● 東名古屋病院 チーム1010-4Facebook
https://www.facebook.com/チーム1010-4てんとうぼうし-1535051039967121/

● PHPダイレクトショップ 【日めくり】転ばぬ先のこの一句「転倒防止」日めくり
http://shop.php.co.jp/php/goods/index.html?ggcd=821772&cid=Thimekuri

● 日本看護協会出版会 転倒予防いろはかるた
http://www.jnapc.co.jp/products/detail.php?product_id=3096

● 花王株式会社 大人用紙おむつリリーフ
http://www.kao.com/jp/relief/index.html

● 花王プロフェッショナル・サービス株式会社 大人用紙おむつ（病院・施設用）
http://www.kao.co.jp/pro/product/hospital/05.html

● テルモ株式会社 転倒対策商品
http://www.terumo.co.jp/consumer/products/healthcare/fall/index.html

● 株式会社カネカ カネカ ヒッププロテクター（パッド付きインナーウェア）
http://www.kaneka-yhc.co.jp/yhc/ItemDetail?cmId=4275

● 株式会社ノダ 衝撃吸収フロア ネクシオ
http://www.noda-co.jp/products/06/17.html

● ネスレヘルスサイエンス リソース ペムパルアクティブ
https://www.nestlehealthscience.jp/brands/resource/resource-pempal-active

● 株式会社日本シューター 転倒危険度評価システムStep+
http://www.nippon-shooter.co.jp/prod/lifecare/system/stepplus/index.html

● 株式会社イノアックコーポレーション ロコモマット
http://www.inoac.co.jp/ja/solution/image/locomo2016.pdf

● 徳武産業株式会社 あゆみ通販サイト ケアシューズあゆみ 院内用
http://www.tokutake.co.jp/shop/sokai/

● パナソニック株式会社 フィットネス機器 ひざトレーナー EU-JLM50S
http://panasonic.jp/fitness/products/eu-jlm50s.html

あとがき

　2016年夏、リオデジャネイロオリンピックでの日本選手の活躍が連日報道されている。なかでも団体戦では個々の選手の力に加え、チームワークが勝敗を決める。個々の力はチームになると何倍にもなる。苦しい時も仲間がいれば支え合える。いい時も悪い時も共にすることで、さらに絆が深まる。チームで力を合わせる素晴らしさを連日目の当たりにし、感動と勇気をいただいている。転倒予防も同じである。各々の職種がはたす役割は、それぞれ重要であるが、多職種がチームとして連携することにより、とても大きな力になる。

　転倒予防の取り組みは、従来看護師が主となっていた。看護師は転倒の第一発見者となる場合が多く、「どうしたら次の転倒を減らすことができるか」について看護師の中でカンファレンスを行い、看護計画を立案していた。転倒を予防するためには、その人の生活パターンや思いを知る看護の視点は不可欠であるが、転倒には様々な要因が関連しており、看護の視点だけでは転倒を防ぐことはできない。1回の転倒の背景には運動機能、感覚機能、認知機能、栄養、薬剤、発熱等の全身状態、物を置く位置等の環境等、実に多様な要因が潜んでいる。これらの要因が関連していることを考慮すれば、個々の要因について専門性を持った職種がかかわる必要性は明らかである。

　転倒予防はチームで取り組むことにより、マイナスをプラスに変えることができる。転倒のイメージは、"転んでケガをすると疼痛が生じて動けない"、"発見者は「転ばせてしまった」と自分を責める"等、どちらかというとマイナスに捉えられがちである。しかしチームで取り組むことはとても楽しくcreativeである。皆で知恵を絞ると思わぬアイディアが生まれるものである。

　オリンピックメダリストのコメントを聞くと、順風満帆でなく、苦難を乗り超えてメダルをつかんだ選手がほとんどである。換言すれば、うまくいかないことを乗り越えた人が栄光を手にすることができるともいえる。転倒予防も「うまくいかないこと」であるが、チームで挑むことで、必ず乗り越えていけるようになる。始めからうまくいかなくてよい。まず一歩を踏み出そう。うまくいかなくても、チームの仲間がいればあきらめずに継続できる。そして継続していると必ずいつか成果があらわれるものである。本書には転倒予防チームをつくるためのヒントがぎっしりつまっている。本書が皆さんの転倒予防チームづくりのお役に立てることを祈念している。

　2016年8月吉日

饗場　郁子

索 引

■編者プロフィール

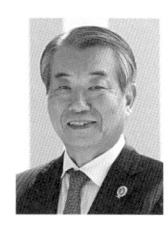

武藤　芳照（Yoshiteru Mutoh）

［略歴］

1975年	名古屋大学医学部卒業
1980年	名古屋大学大学院医学研究科修了、東京厚生年金病院整形外科医長
1993年	東京大学教育学部教授
1995年	東京大学大学院教授
2009年	東京大学大学院教育学研究科研究科長・教育学部長
2011年	東京大学理事・副学長
2013年	日体大総合研究所所長
2014年	日本体育大学保健医療学部教授、日本転倒予防学会理事長
2016年	日本体育大学特別招聘教授

［専門］

医学博士。スポーツ医学、身体教育学等。（財）日本体育協会公認スポーツドクター、日本医師会認定健康スポーツ医。

［主な著書］

『転倒予防医学百科』（編集・日本医事新報社　2008）、『認知症者の転倒予防とリスクマネジメント―病院・施設・在宅でのケア』（編著・日本医事新報社　2011）、『運動療法ガイド＜第5版＞』（監修・日本医事新報社　2012）、『これだけは知っておきたい「転倒予防の心がけ」』（LLPブックエンド　2012）、『転倒予防―転ばぬ先の杖と知恵』（岩波書店　2013）、『いくつになっても「転ばない」5つの習慣』（青春出版社　2013）、『「転ばぬ体操」で100歳まで動ける！』（監修・主婦の友社　2014）、『認知症者の転倒予防とリスクマネジメント―病院・施設・在宅でのケア＜第2版＞』（編著・日本医事新報社　2014）　ほか多数

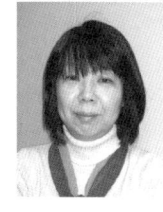

鈴木　みずえ（Mizue Suzuki）

［略歴］

1982年	藤田学園保健衛生大学衛生学部卒業
1992年	筑波大学大学院医科学研究科医科学専攻修士課程修了
1996年	筑波大学大学院医学研究科環境生態系専攻博士課程修了
2009年	浜松医科大学地域看護学講座教授
2014年	日本転倒予防学会理事
2016年	浜松医科大学臨床看護学講座教授

［専門］

看護師、保健師、医科学修士・医学博士。パーソン・センタード・ケアと認知症ケアマッピング（DCM）基礎トレーナー。

［主な著書］

『パーソン・センタードな視点から進める急性期病院で治療を受ける認知症高齢者のケア―入院時から退院後の地域連携まで』（編集・日本看護協会出版会　2013）、『認知症者の転倒予防とリスクマネジメント―病院・施設・在宅でのケア＜第2版＞』（編著・日本医事新報社　2014）、『看護実践能力習熟段階に沿った急性期病院でのステップアップ認知症看護』（共著・日本看護協会出版会　2016）　ほか多数
2015年日本老年看護学会研究論文優秀賞受賞

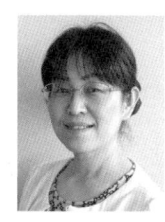

饗場　郁子（Ikuko Aiba）

［略歴］

1987年	名古屋大学医学部卒業
	春日井市民病院，名古屋大学医学部神経内科を経て
1994年	国立療養所（現国立病院機構）東名古屋病院神経内科
1997年	国立療養所東名古屋病院神経内科医長
2013年	国立病院機構東名古屋病院神経内科リハビリテーション部長

［専門］

医学博士。日本神経学会神経内科専門医・指導医、日本内科学会総合内科専門医、日本脳卒中学会認定脳卒中専門医、日本神経病理学会評議員。

［主な著書］

『認知症ハンドブック』（共著・医学書院　2013）、『アクチュアル　脳・神経疾患の臨床　パーキンソン病と運動異常』（共著・中山書店　2013）、『神経内科研修ノート』（共著・診断と治療社　2015）、『今日の診断指針＜第7版＞』（共著・医学書院　2015）、『転ばぬ先のこの一句「転倒防止」日めくり』（PHP研究所　2015）　ほか
2011年転倒予防医学研究会2011転倒予防大賞実践部門大賞受賞、2013年転倒予防医学研究会2013転倒予防大賞学術部門大賞受賞

© 2016

2 刷　2017 年 3 月 16 日
第 1 版発行　2016 年 10 月 1 日

多職種で取り組む
転倒予防チームはこう作る！

（定価はカバーに
表示してあります）

監　修　　日本転倒予防学会
編　著　　武　藤　　芳　照
　　　　　鈴　木　　みずえ
　　　　　饗　場　　郁　子

検印省略

発行者　　林　　　峰　子
発行所　　株式会社 新興医学出版社
　　　　　〒113-0033　東京都文京区本郷 6 丁目 26 番 8 号
　　　　　電話　03 (3816) 2853　　FAX　03 (3816) 2895

印刷　株式会社 藤美社　　　ISBN978-4-88002-767-8　　　郵便振替　00120-8-191625